Theodor Billroth

Aphorismen zum Lehren und Lernen der medizinischen Wissenschaften

Verlag
der
Wissenschaften

Theodor Billroth

Aphorismen zum Lehren und Lernen der medizinischen Wissenschaften

ISBN/EAN: 9783957005991

Auflage: 1

Erscheinungsjahr: 2015

Erscheinungsort: Norderstedt, Deutschland

Hergestellt in Europa, USA, Kanada, Australien, Japan
Verlag der Wissenschaften in Hansebooks GmbH, Norderstedt

Cover: Sandro Botticelli "die Geburt der Venus"

Verlag
der
Wissenschaften

APHORISMEN

zum

„Lehren und Lernen der medicinischen Wissenschaften"

von

Dr. TH. BILLROTH.

Mit einer Tafel Frequenz-Bewegung der Studirenden an der Wiener medicinischen Facultät von 1466—1886.

Zweite unveränderte Auflage.

WIEN.
DRUCK UND VERLAG VON CARL GEROLD'S SOHN.
1886.

Verlag von Carl Gerold's Sohn
Buchhändler der kaiserlichen Akademie der Wissenschaften
in Wien.

Billroth, Dr. Th., über das Lehren und Lernen der medicinischen Wissenschaften an den Universitäten der deutschen Nation, nebst allgemeinen Bemerkungen über Universitäten. Eine culturhistorische Studie. 8⁰. [X. 508 S.] 6 fl. — 12 M.

Billroth, Dr. Th., die Krankenpflege im Hause und im Hospitale. Ein Handbuch für Familien und Krankenpflegerinnen zum Besten des Rudolphiner-Vereines zur Erbauung und Erhaltung eines Pavillon-Krankenhauses behufs Heranbildung von Pflegerinnen für Kranke und Verwundete in Wien. 2. unveränd. Aufl. kl. 8⁰. [X. 250 S.] Lwdbd.

3 fl. 50 kr. — 7 M.

Billroth, Dr. Th., und Dr. J. v. Mundy, über den Transport der im Felde Verwundeten und Kranken. Nebst den Verhandlungen der auf Einladung der Herren Dr. Billroth, von Mundy und Wittelshöfer im Sanitäts-Pavillon der Wiener Weltausstellung 1873 vom 6. bis 9. October versammelten internationalen Privat-Conferenz über Verbesserung der Pflege der im Felde Verwundeten und Kranken. Mit 1 Tafel. 8⁰. [IV. 204 S.] 3 fl. — 6 M.

Billroth, Dr. Th., et Dr. J. v. Mundy, du transport des blessés et malades en campagne avec le procès-verbaux de la Conférence internationale privée sur l'amélioration du traitement et de l'entretien des blessés et malades en campagne, réunie sur l'invitation de M. M. les Docteurs Billroth, Mundy et Wittelshöfer du 6 au 9 Octobre au Pavillon sanitaire de l'Exposition universelle de 1873 à Vienne. Traduit par M. Grisza. 8⁰. [IV. 212 S.] 3 fl. — 6 M.

APHORISMEN

zum

„Lehren und Lernen der medicinischen Wissenschaften"

von

Dr. TH. BILLROTH.

„It is the cause! It is the cause!"

„Othello", Act V, Sc. 2.

Mit einer Tafel: Frequenz-Bewegung der Studirenden an der Wiener
medicinischen Facultät von 1866 — 1886.

Zweite unveränderte Auflage.

WIEN.

DRUCK UND VERLAG VON CARL GEROLD'S SOHN.

1886.

Es regnet wieder einmal Broschüren und Zeitungs-
artikel über die Monstrositäten an der medicinischen
Facultät der Wiener Universität. Doch ich finde in den
meisten dieser redseligen, meist anonymen Ergüsse wenig
Erfreuliches und Erspriessliches, keine positive Kritik der
Verhältnisse, das heisst keine reellen praktischen Vorschläge, wie die Uebelstände zu beseitigen sind. An meinem
Buche „Ueber Lehren und Lernen der medicinischen
Wissenschaften"*) habe ich mehrere Jahre gearbeitet; es
steht noch heute einzig in seiner Art da, und als ich es
vor einigen Tagen wieder einmal durchblätterte, fand ich,
dass in den elf Jahren, welche seit seinem Erscheinen
verflossen sind, kaum neue Gedanken über die Materie
aufgetaucht sind.

Eine zweite Auflage des Buches zu machen, würde
eine sehr mühsame statistische Vorarbeit erfordern, zu
der ich weder Zeit noch Neigung habe. Dennoch kann ich
es nicht unterlassen, wieder einmal ein Wort über den
Gegenstand zu sagen, weil er mir gar sehr am Herzen
liegt, und weil ich mir, nachdem ich das 61. Semester als
Universitätslehrer hinter mir habe, die Berechtigung
vindicire, über das Lehren und Lernen der medicinischen
Wissenschaften ziemlich ausgedehnte Erfahrungen zu haben.
Ich habe früher weder mich, noch meine Collegen, noch

---

*) 1875 bei Gerold in Wien erschienen.

meine Schüler, noch die Regierungen geschont und denke es auch jetzt nicht zu thun; denn „die Sache will's".

Die deutsche Nation verdankt ihren trefflichen Volksschulen, Mittelschulen und Hochschulen so unendlich viel, dass man sehr vorsichtig mit allzu raschen und zu gewaltsamen Veränderungen sein soll, und ich verstehe vollständig die ablehnende Haltung der conservativen Elemente gegenüber allen Neuerungsversuchen auf diesem Gebiete. Es lässt sich aber doch nicht leugnen, dass wir berechtigt sind, von Zeit zu Zeit zu fragen: erfüllt diese oder jene von uns oder von unseren Vorfahren getroffene Abänderung früherer Verhältnisse wirklich den Zweck, der angestrebt wurde?

Wir dürfen z. B. die Schlagworte „Lehr- und Lernfreiheit", wie „Pressfreiheit", „Gewerbefreiheit" u. a. aus dem tollen Jahre 1848 jetzt doch wohl etwas ruhiger auf ihren Werth für die culturelle Entwicklung und die Wohlfahrt unseres Staates prüfen und nach dem Resultate unserer Prüfung Vorschläge zu Abänderungen machen. Nur armselige, eitle Thoren und Schwächlinge scheuen sich, begangene Fehler einzugestehen. Wer die Kraft in sich fühlt, es besser zu machen, wird nicht vor dem Bekenntniss eines Irrthumes zurückschrecken.

Die einschlägigen Fragen richtig zu stellen und manche gemeingefährliche Irrthümer als solche zu kennzeichnen, dann die im Laufe des letzten Decenniums gewonnenen Erfahrungen zum Nutzen der kommenden Generationen zu verwerthen, will ich in folgenden Aphorismen versuchen; vielleicht gibt man ihnen in kürzerer Form eher Gehör als in der früheren, wo meine Stimme gleich der des Predigers in der Wüste verhallte.

I.

Die Vorbereitung für das Studium der Medicin.

„It is the cause! It is the cause!“

Mangel an Fähigkeit und Uebung in rascher Reception und Reproduction. — Mangel an ernster häuslicher Erziehung.

Zu den naiven Fragen, welche gelegentlich an die Universitätsprofessoren gestellt werden, gehört auch die: „Ist die Ausbildung der Schüler auf den Realschulen ausreichend als Vorbildung für das medicinische Studium, oder ist sie nicht gar besser als die Ausbildung auf den Gymnasien?“ Kein Professor der Medicin kann diese Frage aus der Erfahrung beantworten, weil nur das Maturitätsexamen an einem Gymnasium zur Immatriculation an einer medicinischen Facultät berechtigt und somit jeder Vergleich ausgeschlossen ist.

Ich will meine Ansicht über die wünschenswerthe Vorbildung im Allgemeinen kurz in Folgendem zusammenfassen. Nach welchem Systeme diese Vorbildung am besten zu erreichen ist, müssen die Pädagogen von Fach beurtheilen.

Die Kenntniss der lateinischen und griechischen Sprache ist für einen Medicin Studirenden unerlässlich; doch halte ich es für ausreichend, wenn die Grammatik beider Sprachen gelehrt und im Lateinischen etwa Cornelius Nepos, Caesar, Cicero, Ovid, im Griechischen etwa Xenophon und Homer gelesen und verstanden werden. Geometrie, Arithmetik und

Physik sollen in ihren Grundzügen gelehrt werden. Chemie ist besser der Universität allein zu überlassen. Geographie und Geschichte können nicht genug in anregender Weise gelehrt werden; der Sinn für das „Werden“ muss früh geweckt sein, wenn die „Naturwissenschaften“ richtig erfasst werden sollen. Wenn die beschreibenden Naturwissenschaften auf den Gymnasien in anregender Weise möglichst ausgedehnt gelehrt werden, so kann man den Mediciner mit den betreffenden Collegien und dem Examen in diesen Dingen verschonen. Eine gewisse Kenntniss der Naturerscheinungen, der Pflanzen- und Thierwelt, gehört jetzt so sehr zur Charakteristik eines gebildeten Menschen, dass sie meiner Meinung nach schon auf den Mittelschulen erworben werden muss. Moderne Sprachen, so wünschenswerth ihre Kenntniss auch besonders in unserem polyglotten Staate ist, sollen nicht obligat sein.

Es ist ein weit verbreiteter Irrthum in unserer Zeit, dass man schon dadurch ein gebildeter Mensch werden und in die Geistesaristokratie eintreten könne, dass man recht viel gelernt hat. Das Wissen ist doch nur das Material zum Denken; nur der rasch und mannigfaltig mit seinem Wissen hantirende Mensch gehört zu den „Gebildeten“. Man kommt in die Geistes- wie in die Standesaristokratie nur durch Vererbung hinein. Die Natur ist grausam; sie gibt viel dem, der schon viel hat. Den „Armen im Geiste“ verspricht man ja höhere Güter.

Was mir ganz besonders als Mangel bei den Studirenden auffällt, und was mir speciell als ein Defect bei den Durchschnittsköpfen deutscher Nation erscheint, ist die Unfähigkeit, das Aufgenommene correct wiederzugeben. Wie selten man beim Examiniren das Talent findet — ich rede hier nur von den Studirenden deutscher Nation — seine Gedanken und sein Wissen correct auszusprechen, ist wirklich höchst betrübend. Es ist mir ganz klar, dass das ein deutschnationaler Mangel an Sprachtalent ist, der nicht minder aus einem unvollkommenen langsamen Auffassen, als aus einem Mangel an gedanklicher und sprachlicher Gestaltungskraft entspringt. Ich habe zuweilen nach längeren klinischen Vorträgen den Versuch gemacht, mir von aufmerksamen Zuhörern das Gesagte reproduciren zu lassen und war nicht wenig betrübt, dabei zu erfahren, wie unvollkommen meine Vorträge aufgefasst waren und wie unvollkommen das Wesentliche reproducirt wurde. Ich hätte dabei ganz an meinem Lehrtalente verzweifeln müssen, wenn ich nicht von fast allen Collegen, welche die gleichen Versuche gemacht haben, erfahren hätte, dass es bei ihnen gerade so sei. Ueberlege ich die Sache genau, so muss ich zugestehen, dass die Aufgabe der Reproduction von Vorträgen eine an sich viel schwierigere ist, als man gewöhnlich meint. Man soll das selbst einmal probirt haben, etwa als Schriftführer in einer wissenschaftlichen Gesellschaft, den gehörten Vortrag im Wesentlichen kurz wiederzugeben. Man thut mir oft die Ehre an, meine gesprochenen Vorträge zu drucken und mir dieselben dann zuzusenden. Das ist ein entsetzlicher Unfug, vor dem man sich aber gesetzlich nicht schützen kann; es ist ein directer Angriff auf die persönliche Freiheit; denn ich kann doch wohl verlangen, dass man es mir selbst überlässt, ob, wo und wie ich die Resultate meiner geistigen Arbeit veröffentlichen will. Nur in einer englischen Zeitschrift, der „Medical times", waren meine Vorträge so gut wiedergegeben, dass ich sie selbst nicht hätte besser niederschreiben können.

Ich muss es den Lehrern der Mittelschulen überlassen, ob und wie sie es für möglich halten, in dieser Richtung dem freien Studiren an der Hochschule vorzuarbeiten. Ich bin hierbei, wie überhaupt bei den Anforderungen, welche wir an die Mittelschulen stellen sollen, ausser Stande, positive neue Vorschläge für die Methodik des Lehrens zu machen, sondern kann nur andeuten, was für die Hochschulen besonders wichtig ist. Es handelt sich, wie gesagt, um einen nationalen Fehler, der, wenn möglich, corrigirt werden sollte. Vor einigen Jahren fuhr ich mit einem sicilianischen Collegen von Palermo nach Monreale; derselbe wurde von einem Bauern angesprochen und gelegentlich über die Krankheit seines Knaben consultirt. Die exacte Klarheit, mit welcher dieser Bauer die Entwicklung der Krankheit und den jetzigen Zustand des Patienten schilderte, setzte mich in das grösste Erstaunen; mein bester Assistent hätte das nicht besser sagen können, und ich dachte mit wehmüthiger Beschämung daran, welche Mühe wir uns geben müssen, um aus einem Bauern unserer Gegend auch nur ungefähr eine Krankengeschichte herauszu-examiniren.

Warum ich gerade das so besonders hervorhebe? Weil die ganze Methodik unseres medicinischen Hochschulunterrichtes auf der exacten Auffassung des Beobachteten und Gehörten, sowie auf dem correcten Zusammenfassen desselben, und beim Examen auf der exacten Reproduction des Gelernten basirt. Bei der jetzigen vorwiegend demonstrativen Methode des Lehrens, wobei wir in der Klinik auf das zufällig vorhandene Demonstrationsmaterial angewiesen sind, fällt eine systematische Entwicklung der ganzen Materie fort. Der Schwerpunkt der Arbeit liegt jetzt bei den Medicin Studirenden in der häuslichen Arbeit; da sollen die Lücken durch Bücherstudium ausgefüllt werden, da soll jede Unklarheit bei dem Verständnisse des Gesehenen und Gehörten sofort beseitigt werden. Die Studenten haben überall bei den systematischen Kathedervorträgen über praktische Medicin gestrikt.

Der Kliniker kann den einzelnen Fall noch so gründlich besprechen, Excurse nach diesen und jenen Richtungen machen,
die Stellung des Falles im Systeme scharf markiren; doch
selbst an den grössten Universitäten bei reichstem Material
kommen in den zwei Jahren, während welcher der Student
die Kliniken besuchen soll, nicht alle Fälle vor; ja es gibt
so seltene Fälle, dass sie der erfahrenste Kliniker, selbst
wenn er 70 Jahre alt wird, nur vielleicht einmal in seinem
Leben gesehen hat. — Ein Student, der nicht zu Hause selbst
Ordnung in alles das bringt, was er gesehen und nicht gesehen hat, wird nie zu einer klaren Uebersicht der gesammten
Medicin kommen, wenn er auch zum Doctor medicinae universalis promovirt wird.

Unsere klinischen Stunden gleichen Excursionen eines
Botanikers mit seinen Schülern ohne systematischen Vortrag.
Auf den Mittelschulen wird Alles, was der Schüler lernen
soll, in den Unterrichtsstunden gelehrt und auch beim
Examen wird nicht mehr verlangt. Auf der Hochschule werden
im Colleg nur Anregungen gegeben, Objecte vorgeführt, wie
sie der Zufall bringt; der Schüler soll das auffassen, selbst
ordnen und beim Examen nicht nur das reproduciren, was er
gerade gesehen und gehört hat, sondern auch das, was er zu
Hause für sich gelernt hat. Ich habe als Student nicht nur die
systematischen Vorträge, die ich hörte, nach Notizen, die ich
mir machte, zu Hause schriftlich ausgearbeitet, sondern es
auch mit vielen klinischen Vorträgen ebenso gemacht. Das
war eben damals so Sitte. Wie zopfig! wie altmodisch! Nun
ich denke, es hat mir nicht geschadet, sondern mich gefördert. Ich hatte nie nöthig, mich zu einem Examen besonders
vorzubereiten; das Examen fiel eben als reife Frucht meiner
Arbeit von selbst ab und ich war sehr unbefriedigt, dass man
mich so wenig gefragt hatte. Wer sich durch die Anforde-

rungen, welche jetzt die Hochschule an die jungen Leute macht, „überbürdet" fühlt, der ist eben zu schwach, diese Last zu tragen. der sattle um und wähle einen leichteren Beruf.

Damit komme ich nun auf einen Punkt, der mich immer recht traurig macht, wenn ich mich in meiner Klinik umsehe. Wie wenige unserer Studenten haben doch ein klares Bewusstsein von dem Ernste und dem weihevollen Berufe des Arztes, zu welchem sie sich vorbereiten, von der Verantwortung, die sie dereinst zu übernehmen haben, von der Verantwortung ihren Eltern gegenüber, welche die Mittel zum Studium ihrer Kinder mit tausend Opfern aufbringen. Etwa 450 Zuhörer waren im letzten Semester in meiner Klinik inscribirt und doch war oft das Amphitheater leer; kaum 50—60 kamen regelmässig; darüber hinaus waren meist fremde Aerzte. War einer der Herren Studirenden als Praktikant aufgerufen und zufällig anwesend, so kam er meist nie wieder. Bitten, Vorstellungen, Humor, Satyre, nichts verschlug; die es treffen sollte, waren ja eben nicht da. Oft glaubte ich schon, mein Prestige als Lehrer sei so gesunken, dass sie deshalb nicht kämen, doch hörte ich von den anderen Collegen, dass es bei ihnen nicht besser sei. Ist das nicht sehr traurig? Woran liegt es? Wenn doch wenigstens die Hälfte leidlich regelmässig gekommen wäre, aber nur etwa 12—15 Procent, das ist doch arg! Freilich können nur Wenige eine chirurgische Operation vom Amphitheater aus genau sehen und verfolgen; doch es wird so manches Wort gesprochen; ich lasse es nicht an ausgedehnteren zusammenhängenden Vorträgen fehlen, und viel Interessantes geht vor. Dabei lesen viele Herren Zeitungen, und vielen sehe ich an, dass sie kein Wort von dem verstehen, was ich sage, so sehr ich mir auch Mühe gebe, einfach, klar und verständlich zu sprechen, so dass mir die Ausländer, welche noch wenig deutsch können, oft sagen, dass sie mir besonders leicht folgen könnten.

Man sagt, der Militärdienst und die Vorbereitung für das erste Rigorosum halte die Herren vom Besuche der Kliniken ab. Das sind doch nur ganz äusserliche Dinge, die nicht einen so kolossal degenerirenden Einfluss haben können. Ach nein! Der Fehler steckt viel tiefer und ich rühre ungern daran. So liebenswürdig und gutherzig unsere österreichische Bevölkerung ist, es fehlt in den meisten Familien an strenger Erziehung zum stählernen Pflichtgefühle; es herrscht eine Weichlichkeit den Kindern gegenüber, welche, fürchte ich, immer schwerere Folgen für den gesammten Staat nach sich ziehen wird. Ein seichtes, gedankenleeres Hinträumen der jungen Leute ist leider nur allzu verbreitet; sie denken nicht einmal an den Kummer, welchen sie ihren Eltern durch ihr Nichtslernen machen, und glauben durch die Absolvirung der Rigorosen — dieser banalen Punzirung für den Betrieb des ärztlichen Kunstgewerbes — etwas Rechtes geleistet zu haben. Mancher mag sich später auf die Schulbank zurücksehnen, wenn er noch eine Spur von Gewissen und Verantwortlichkeitsgefühl aus dem in den Cafés vergeudeten Universitätsleben zurückbehalten hat. Doch es ist dann zu spät.

„Habt Ihr denn nie überlegt, Ihr jungen Leute, welch' schweren und verantwortlichen Beruf Ihr erwählt habt? Habt Ihr nie daran gedacht, dass Ihr in der menschlichen Gesellschaft eine völlig exceptionelle Stellung einnehmen sollt? Dass der Staat Euch nach Eurem Wissen und Gewissen schalten lässt? Dass Ihr für Alles, was Ihr mit den kranken Menschen vornehmt, voll und ganz einstehen sollt? Der Advocat, der Richter kann über das Vermögen, die Ehre eines Menschen entscheiden, doch Euch werden viele Menschen ihr Leben in die Hände geben; ist wohl ein grösseres Vertrauen vom Menschen zum Menschen denkbar, als dass z. B. Einer sich von einem Andern durch das Einathmen eines betäubenden Giftes in schmerzlosen und bewusstlosen Zustand versetzen lässt und sich ihm nun so ganz preisgibt? Und Ihr wollt diese schwersten Rechte und Pflichten übernehmen, ohne Euch dazu auch nur einigermassen vorbereitet zu haben? Könnt Ihr das vor Eurem Gewissen verantworten?"

Wohl weiss ich, dass die Jugend nicht so denken kann wie ein erfahrener Mann, und dass der Reiz des Geniessens für die Jugend besonders stark ist; ich habe das erste Semester meines Quadrienniums auch im Leichtsinne verthan und allerlei Allotria getrieben, doch als ich dann anfing zu studiren, versäumte ich ohne besondere Veranlassung keine Vorlesung. So machen es die meisten deutschen Studenten. Doch dieses jahrelange, leichtsinnige, träumerische Hindämmern, dieses Zeitvergeuden — Zeit ist Leben! — wie es in Wien bei den meisten Studirenden der Fall ist, zeugt von einem Mangel an Bedürfniss nach ernster Thätigkeit, von einem Mangel an Pflichtgefühl, der nur dadurch zu erklären ist, dass es in der Familie an sittlichem Ernste bei der Erziehung fehlt.

Diese traurigen Erfahrungen und Betrachtungen führen naturgemäss auf den Gedanken, dass unsere Jugend für das Mass von Lernfreiheit, welches auf unseren Hochschulen besteht, nicht reif ist. Man wird durch etwas strafferes Anziehen der pädagogischen Zügel doch hoffentlich etwas bessern können und sollte sich um das Schreien der Freiheitsapostel nicht kümmern. Ich möchte nicht dem täglichen Aufrufen der Schüler das Wort reden, doch wenn z. B. jeder Hörer der Klinik statt einmal viermal zum Practiciren, d. h. zum Besprechen eines Krankheitsfalles im Amphitheater erscheinen müsste, und ihm unbarmherzig das Semester gestrichen würde, wenn er ausser der Reihe gerufen nicht da ist — System der Stichproben! —, so würden doch die Herren vielleicht etwas häufiger in die Klinik kommen. Dass solche Massregeln nur bei einer erheblichen Verringerung der Zuhörerzahl durchführbar sind, ist klar; davon an einer anderen Stelle.

Ceterum censeo: Die häusliche Erziehung muss bei uns strenger werden; die Schule kann viel, doch nicht Alles thun, um einen jungen Menschen zum Hochschulstudium vorzubereiten.

II.

Ueber Lehr- und Lernfreiheit.

Wenn man vor dem Jahre 1848 etwas drucken lassen wollte, so musste das Manuscript dem von der Regierung dazu angestellten Censor übergeben werden. Gefiel ihm das Manuscript nicht, so durfte es nicht gedruckt werden. Das war „Presszwang“. Jetzt kann man Alles drucken lassen; wenn das Gedruckte aber der Regierung nicht gefällt, so darf es nicht verbreitet werden; ja man kann sogar dafür gestraft werden, dass man eine Schrift hat verbreiten wollen, deren Inhalt wider den Paragraphen eines Gesetzes verstösst; man wird eingesperrt. Das ist „Pressfreiheit“.

Aehnlich ist es auch mit der Lehr- und Lernfreiheit. Der Universitätslehrer musste früher den Inhalt seiner Vorlesung bekannt geben, oder musste das erlaubte Buch eines Andern vorlesen. Das war „Lehrzwang“. Jetzt kann er dem Inhalte nach lehren was er will; kommt er aber dabei mit den Gesetzen in Conflict, so wird er bestraft. Das ist „Lehrfreiheit“.

Der Student musste früher gewisse vorgeschriebene Vorlesungen hören und musste am Ende jedes Schuljahres ein mildes Examen (einen wissenschaftlichen „Plausch“, im Gegensatze zu dem späteren Examen rigorosum „Colloquium“ genannt) über die gehörte Materie bei dem betreffenden Professor ablegen; nur wenn er ein Zeugniss darüber beibrachte, durfte er sich für eine neue Vorlesung einschreiben lassen. Das war „Lernzwang". Jetzt kann der Student hören, was und in welcher Reihenfolge und bei welchem Professor er will; es ist nur ein äusseres Zeichen seiner Universitätsangehörigkeit, dass er sich in jedem Semester für eine oder einige Vor-lesungen inscribiren lassen muss. Ob er so viel gelernt hat, dass er fähig ist ein Amt als Richter oder Lehrer zu ver-sehen, oder den ärztlichen Beruf ohne Schaden für die Menschen auszuüben, wird durch die Examina rigorosa fest-gestellt. Fällt er bei diesen Rigorosen durch, so wiederholt er sie so oft, bis man ihn durchlässt. Das ist „Lernfreiheit".

Auf dem Gebiete der Lehre von den Natur- und medi-cinischen Wissenschaften kommt man jetzt wohl kaum noch mit den Gesetzen in Conflict. Die Lehre ist also hier nach ihrem Inhalte vollkommen frei. Es kann sich also nur um das Formelle handeln, z. B. in wie vielen und in welchen Stunden die betreffenden Vorlesungen abgehalten werden, ob sie eine Kathedervorlesung, oder ob sie mit Demonstrationen verbunden sein sollen u. A. Dass sich jeder Universitätslehrer in die Form fügen muss, welche bei Aufstellung des Studien-planes durch die Facultät als die für die Gesammtwirkung beste festgesetzt wird, ist wohl selbstverständlich. Dass solche Studienpläne von Zeit zu Zeit revidirt und veränderten Ver-hältnissen entsprechend erneut werden müssen, ist auch an sich klar.

Schwierigkeiten erwachsen nur bei der Frage: soll man die Herren Studirenden gesetzlich zwingen, genau den von der Facultät empfohlenen Weg des Studienganges einzuhalten, oder soll man Jedem nach seiner Individualität überlassen, welche Vorlesungen er überhaupt und wann er sie hören will?

Man beobachtet im Leben öfter, dass die verschiedenen Menschen ein Buch nach den verschiedensten Methoden lesen. Die Einen fangen von rückwärts an, die Anderen lesen da und dort Stücke aus der Mitte heraus, und wenn ihnen davon etwas gefällt, dann erst das Ganze vom Anfange; noch Andere lesen nur einige Stellen und denken sich das Uebrige dazu; Wenige lesen ein Buch ruhig vom Anfange bis zum Ende durch. Alle haben gleichen Genuss von dem Buche gehabt und wissen im Allgemeinen den Inhalt.

Soll man dem von der Schulbank des Gymnasiums kommenden jungen Manne überlassen, das Studium der Medicin so zu behandeln, wie er sonst wohl ein Buch zu lesen gewohnt war, nach seiner Art und Behaglichkeit? Wenn den jungen Mann die Medicin wirklich in allen Zweigen so interessirt wie das Buch, von welchem wir sprachen, und wenn er den festen Willen hat, sich den Inhalt dieser Wissenschaft wie den Inhalt eines Buches fest einzuprägen, und wenn er Talent genug hat, sich die ungeordneten Eindrücke in seiner Phantasie und seinem Gedächtnisse richtig zusammen zu legen, und wenn er genug Geld und Zeit zu seinen Studien hat, so kann er auch nach seiner Methode ein vortrefflicher Arzt werden. Da er beim Ordnen seiner Eindrücke schon oft Gesehenes und Gehörtes wieder und wieder betrachten muss, um zu finden, in welche Umgebung, in welchen Zusammenhang es eigentlich gehört, und da er sich schliesslich ein gewissermassen selbst geschaffenes Gebäude, wenn auch von bekannter Form, errichtet hat, so wird er auch nicht nur den Trieb haben, es durch sorgfältiges Ausbessern aller Lücken und baufällig werdenden Stellen vor Zerstörung zu bewahren, sondern er wird darin auch besser wie jeder Andere in seiner gemietheten Wohnung Bescheid wissen, es nach seinen Mitteln auch schön ausschmücken und zieren. — Ja! Wenn, wenn,

wenn u. s. w. Talent, Verstand, Arbeitslust, Geld, Zeit u. s. w., damit kann man allerdings auf den verschiedensten Umwegen manche Ziele erreichen und sich auch noch trefflich dabei unterhalten. Doch den meisten Wanderern zum Tempel Aesculap's muss man doch recht sehr empfehlen, ganz ruhig und stetig die breite Strasse zu gehen, welche der Staat mit sorglichem Vorbedacht hat bauen lassen, und die er auf seine Kosten auch trefflich erhält. Sie ist für jedes Publicum: für Fahrende in allerlei Equipagen, für Reiter, für den grossen Tross der Touristen, für die armen Handwerksburschen u. s. w. Die Meisten kommen wohl hinauf; der Eine schneller, der Andere langsamer; der Eine mühelos, der Andere nur mit äusserster Anstrengung seiner schwachen Kräfte, der Eine frisch und munter, der Andere bis zum Tode erschöpft.

Die meisten Studirenden machen allerdings den regelmässigen Studiengang durch, besonders auch schon deshalb, weil sie nach einer gewissen Zeit des Studiums schon einen Abschnitt des Rigorosum absolviren können. In dem Studium selbst liegt, wenn man es mit Erfolg in möglichst kurzer Zeit zu Kenntnissen bringen will, welche zur Ablegung des Examens genügen, eine Art Zwang; er lässt nur ein geringes Mass von Freiheit der Bewegung in Betreff der Reihenfolge der Vorlesungen zu.

Ich war früher entschieden dafür, die Lernfreiheit auf's äusserste Mass auszudehnen, gar keinen Zwang in dieser Richtung auszuüben. Ich war der Meinung, jeder Student der Medicin müsse sich sehr bald darüber klar sein, dass er nur bei äusserster Anstrengung die ganze Materie in fünf Jahren beherrschen kann; nicht die Rücksicht auf die Examina, sondern die schwere Verantwortung, welche er als künftiger Arzt zu übernehmen hat, müsse ihn wie eine Furie vorwärts peitschen und man müsse eher daran denken, ihn von Ueberarbeitung und zu leidenschaftlichem Ehrgeize zurückzuhalten, als ihn zum raschen Vorwärtsschreiten anspornen.

Die Regierung wollte auf die von der Facultät früher vorgeschlagene absolute Lernfreiheit nicht eingehen, sondern stellte folgende Bedingungen für die Zulassung zu den Rigorosen: fünfjähriges Universitätsstudium an der medicinischen Facultät; in jedem Semester muss der Student für Vorlesungen von mindestens zehnstündiger Dauer wöchentlich eingeschrieben sein. Er kann Vorlesungen hören wann und in welcher Reihenfolge er will, nur muss er sich durch sein Inscriptionsbuch (Index) ausweisen, dass er zwei Semester hindurch an Secirübungen theilgenommen, vier Semester medicinische und vier Semester chirurgische Klinik, ein Semester Augenklinik und ein Semester geburtshilfliche Klinik besucht habe.

Das ist die ganze Beschränkung der Lernfreiheit. Wenn man den Besuch der Kliniken obligat machte, warum nicht auch die demonstrativen Vorlesungen über Anatomie, Physiologie, pathologische Anatomie, Materia medica, forensische Medicin? Ich habe das nie verstanden. Dass ein Mediciner, der sich zum Examen meldet, obige Vorlesungen gar nicht gehört haben sollte, ist nicht wohl denkbar. Wenn also eine Schädigung mancher Professoren an Collegiengeld durch diesen halben Lernzwang veranlasst ist, so ist das Schuld der betreffenden Professoren. Sie haben das Recht die bei ihnen inscribirten Schüler nur auf Vorzeigung der ihnen übergebenen Eintrittskarten in ihren Hörsaal einzulassen und über die ganze von ihnen vorgetragene Materie zu prüfen.

Was ist nun die Folge der Rigorosenordnung von 1872 mit ihrem so grossen Masse von Lernfreiheit: kolossale Zunahme der Medicin Studirenden bei Leerstehen der Hörsäle;

grösstentheils sehr mittelmässige Examina, im Allgemeinen wenig durchgebildete Aerzte; trotz des Uebermasses von Aerzten Mangel daran auf dem Lande und im Gebirge, Ueberhäufung in den grösseren Städten. Die Erlaubniss, das erste Rigorosum schon nach zweijährigem Studium zu machen, ist in meinen Augen sehr schädlich; das Studium wird dadurch unterbrochen und nach absolvirtem Quinquennium haben die Herren Anatomie, Physiologie, Physik und Chemie ex offo völlig vergessen. Die Correctur wäre ein schweres Schlussexamen, wo noch einmal alle Fächer geprüft werden, wie in Preussen. Unser Examen ist zu leicht gegenüber denen im Deutschen Reiche und in der Schweiz.

Wir haben das Durchschnittstalent, die ethische und Charakterkraft unserer jungen Leute überschätzt. Ich würde es für unverantwortlich halten, diesen Zustand noch lange so zu belassen. Die Rigorosenordnung muss revidirt und den Studirenden muss ein höheres Mass von Lernzwang auferlegt werden. Ceterum censeo: Die mangelhafte, zu laxe häusliche Erziehung muss vom Staate durch zweckmässige Regelung des Hochschulstudiums ergänzt und vervollständigt werden.

III.

Die monströse Frequenz an der Wiener medicinischen Facultät.

Die Frequenz einer Universität ist nur in geringem Masse von der Qualität der Lehrer abhängig. — Halbleere Hörsäle bei kolossaler Frequenz. — Die Vorlesungen haben keinen Zusammenhang mehr mit den Rigorosen. — Ermüdung der Professoren durch die Masse der Examina. — Das Zuströmen fremder Aerzte nach Wien hat keinen Zusammenhang mit der Studentenzahl. — Die monströse Studentenfrequenz ist hauptsächlich durch die Ausländer (ungarische und nicht ungarische) bedingt. — Entlastung der Wiener Facultät durch Gründung neuer Facultäten in den Kronländern. — Die medicinischen Studien im Deutschen Reich. — Entlastung der Wiener Facultät durch einen Numerus clausus oder Abweisung fremder Maturitätszeugnisse bei den Rigorosen?

Wenn man die Tabelle und Curventafel*) über die Frequenzbewegung der Medicin Studirenden in Wien während der letzten 20 Jahre überblickt, so muss man sofort den Gedanken aufgeben, dass die Qualität der Lehrer und die Einrichtung der Institute einen Einfluss auf die Frequenz an unserer Facultät hat. Man müsste sonst zu der absurden

---

*) Diese Tabellen sind nach officiellen Quellen zusammengestellt. (Ordentliche und ausserordentliche Hörer zusammen.) Ein Vergleich der Ziffern von den Jahren 1867—1874 in meinem Buche über L. u. L. mit den Zahlen dieser Tabelle ergibt, dass jene immer höher sind als diese. Dies hat darin seinen Grund,

Annahme kommen, dass unsere Facultät von 1872 bis 1879 ganz acut senescirt und von da an bis jetzt acut juvenescirt sei. Hier liegen ganz andere Momente zu Grunde, die nur ganz klar werden könnten, wenn man die Frequenzcurven der anderen Universitäten und Facultäten daneben hätte. Es wäre eine interessante Aufgabe, diese Frage einmal gründlich zu studiren, nicht nur bei den inländischen, sondern auch bei den ausländischen Universitäten. Im Ganzen scheint mir, dass das Volk einen merkwürdigen Instinct hat, in welchen Branchen Ueberfüllung, in welchen Mangel herrscht. Die Zunahme der Bevölkerung, das Wachsen des Vermögens eines Landes (nach den Steuern, falls diese gleich geblieben sind, zu bemessen) müssten dabei berücksichtigt werden. Bei uns haben auch die politischen und nationalen Verhältnisse einen gewissen Einfluss. Ich will meine und die Eitelkeit meiner Collegen nicht so weit kränken, zu behaupten, unsere Persönlichkeiten, die Institute der Universitäten und die Art

---

dass ich damals auch die fremden Aerzte mit einbezog, welche als Curshörer von den Docenten und Extraordinarien auf der Quästur angemeldet waren. Ich habe mich diesmal nur auf die im officiellen Kataloge als ordentliche und ausserordentliche Hörer Bezeichneten beschränkt. Die Rubrik „Oesterreicher" umfasst die Studirenden aus Niederösterreich, Oberösterreich, Salzburg, Steiermark, Kärnten, Krain, Triest, Görz und Gradiska, Istrien, Tirol, Vorarlberg, Böhmen, Mähren, Schlesien, Galizien, Bukowina, Dalmatien. (Nieder-österreich, Böhmen, Mähren, Galizien haben die höchsten Ziffern.) — Die Rubrik „Ungarn" umfasst die Studirenden aus Ungarn, Siebenbürgen, Croatien, Slavonien, Militärgrenze, Bosnien. (Die Ungarn haben dabei die höchste Zahl.) — Die nichtungarischen Ausländer sind: aus dem Deutschen Reiche (sehr wenige), aus der Schweiz, Frankreich, Belgien, Italien, Dänemark, England, Russland, Montenegro, Rumänien (im Durchschnitte jetzt 70 im Semester), Serbien (im Durchschnitte 25), Bulgarien, Griechenland (im Durchschnitte 8—10), Türkei, Asien (Japan), Afrika (Egypten), Amerika (einzelne, zuweilen bis 30). Im Ganzen kommen diese nichtungarischen Ausländer bei der grossen Frequenz kaum in Betracht.

ihrer Leitung hätten gar keinen Einfluss auf die Frequenz; das wäre in der Selbstverleugnung wohl etwas zu weit gegangen; doch nur an kleineren Facultäten fallen diese Momente numerisch in's Gewicht. Es scheint mir nicht wohlgethan, sich in diesen Dingen Illusionen hinzugeben. Als ich mit Griesinger zusammen im Jahre 1860 nach Zürich berufen wurde, hatten wir in dem ersten Semester etwa zehn Zuhörer in der Klinik. Wir hatten nahezu drei Jahre nicht so viel Praxis, dass wir uns hätten den Morgenkaffee davon kochen können. Als wir nach 6 und $7\frac{1}{2}$ Jahren Zürich verliessen, hatten wir etwa 100 Zuhörer in der Klinik und eine für die dortigen Verhältnisse recht hübsche Consiliar- und Operations- praxis. Dass unser persönliches Wirken und wissenschaft- liches Schaffen in Gemeinschaft mit vorzüglichen Collegen denn doch nicht Alles zu dieser Frequenzsteigerung bei- getragen hatte, wenn wir auch der Züricher Facultät durch unsere Veröffentlichungen einen guten Ruf gemacht hatten, schloss ich schon damals daraus, dass nach unserem Abgange sich unter unseren trefflichen Nachfolgern die Frequenz noch steigerte. Denke ich jetzt darüber nach und vergleiche dabei das Zürich von 1860 mit dem Zürich von 1886, so muss ich mir sagen: die Stadt und der Canton Zürich waren eben damals in einer mächtigen politischen, industriellen und Eisenbahn-Entwickelung; Zürich wurde ein Centralpunkt für die Ostschweiz; das war der Hauptgrund auch für die mäch- tigere Entwickelung der „Universität Zürich", und speciell der medicinischen Facultät. Man sehe 'die bedeutende Frequenzzunahme der Universität Berlin, seit es Hauptstadt des Deutschen Reiches ist! Die Schwankungen in der Fre- quenz der meisten deutschen und italienischen, freilich hübsch dicht gesäeten Universitäten sind keine so sehr erheblichen, so oft auch die Professoren wechseln. Die Innsbrucker Universität wird wahrscheinlich durch die Arlbergbahn und würde durch eine directe Bahn nach München mehr an Frequenz gewinnen, als wenn alle ausgezeichnetesten Lehrer der deutschen Nation dorthin concentrirt würden. Ebenso würde es wohl mit Czernowitz gehen, wenn man es directe mit Budapest und Kiew-Moskau verbinden würde.

Wenn also die Zusammensetzung einer Facultät, sie mag noch so weltberühmt sein, meiner festen Ueberzeugung nach doch nur einen relativ geringen Einfluss auf die Frequenz der Studirenden hat, so sind ihre geistige Arbeit, die Institute und das Material, welches ihnen beim Lehren zur Disposition steht, von der entschiedensten Wirkung auf die Qualität der von ihnen herangebildeten Schüler. Das ist der Punkt, auf den es ankommt. Je bessere Lehrer, je bessere Institute, je mehr Sammlungen und sonstiges Unterrichtsmaterial und — je weniger Schüler, um so kostbarer werden freilich diese dort herangebildeten Staatsbürger für den Staat, um so grösser werden aber auch ihre Leistungen für den Staat, um so werthvoller ihre Leistungen für die Gesellschaft sein. Der Geistliche, der Lehrer, der Richter, der Arzt sind in jedem kleinen Orte die eigentlichen Cultur-Träger und -Bewahrer. Ihr Einfluss auf den geistigen Zustand und die Gesinnung der gesammten Bevölkerung eines Landes ist geradezu souverän. Wenn wir in Wien verzweifelt die Hände in den Schooss fallen lassen, weil wir die Unmöglichkeit vor Augen haben, die grosse Masse der Studirenden so zu belehren, wie wir möchten, so bleibt uns nur der Trost, dass wir wenigstens Diejenigen, welche sich als Assistenten, Unter-Assistenten und regelmässige Besucher unserer Vorlesungen eine Zeit lang in unserer unmittelbaren Nähe befinden, zu tüchtigen Männern in ihrem Fache heranbilden können. Es ist traurig, zu beobachten, wie in den ersten Wochen die Auditorien so überfüllt sind, dass kein Apfel zur Erde fallen kann, und wie sich dann bald die Bänke leeren, so dass man bei einer Anzahl von inscribirten Hörern, die doppelt so gross ist, als der Raum sie fassen kann, schon nach Ablauf des ersten Drittheils des Semesters vor einem kaum halbgefüllten Amphitheater lehrt. Das Gedränge in der ersten Zeit veranlasst wohl Manchen, die Klinik nicht zu besuchen, sondern lieber im Kaffeehause Billard oder Skat zu spielen und am Fenster die Vorübergehenden zu beobachten. Dies Beispiel ist eminent contagiös; anstatt bald wieder nachzusehen, ob jetzt mehr Platz ist, dämmern die jungen Leute so dahin und sind am Ende des Semesters ganz erstaunt, wenn man sie in der Klinik nicht gleich zum Practiciren aufruft, sobald sie dem Professor einmal die Ehre erweisen, seine Vorlesung zu besuchen. — Wie machen dann die jungen Leute ihre Rigorosen? Warum lässt man nicht Alle durchfallen, die nichts wissen? — Das ist leicht gesagt, aber hart gethan. Die meisten Studenten gehen bei uns gar nicht mehr in's Colleg, sondern lassen sich für die Fragen, welche in der Urne liegen, und für die beim Examen an der Leiche auszuführenden Operationen einpauken. Bei der praktischen Prüfung am Krankenbette lassen sie es auf's gute Glück ankommen, und da fällt denn auch Mancher. Ein Zusammenhang dessen, was ich speciell nach meiner Individualität in der Klinik lehre, und dem, was mir im Examen geantwortet wird, besteht meist nicht. Die meisten Professoren haben Bücher für die Studenten geschrieben; nicht diese, sondern Auszüge oft dürftigster Art werden auswendig gelernt. Wenn die Antworten der Examinanden nur im Allgemeinen ungefähr richtig sind, wenn sie auch Ansichten vortragen, die ich für falsch halte, von denen ich aber weiss, dass sie von anderen tüchtigen Männern gelehrt werden, so bescheide ich mich als Examinator damit und bin zufrieden, dass sie überhaupt etwas wissen. Wenn ich dann sehe, welche Mühe die Herren haben, sich in der ihnen oft fremden deutschen Sprache einigermassen auszudrücken, so helfe ich ihnen auch wohl zuweilen sprachlich nach und glaube kein Recht zu haben, solche Rigorosanten durchfallen zu lassen. Ich stehe daher, wie man mir sagt, im Rufe eines milden Prüfers, und es soll eine gewisse Agiotage für meine Prüfungsacte bestehen. Sowie ich Fragen thue über meine speciellen Auffassungen, über die mir eigenen Operationsmethoden, welche oft genug in der Klinik vorkommen, so mache ich die traurige Erfahrung, dass die meisten Herren entweder kaum je in meiner Klinik waren oder nichts von mir haben annehmen wollen.

Ich habe den Staatsauftrag „Chirurgie" zu prüfen, nicht nur Billroth'sche Chirurgie. Dass speciell meine „Lehrersmühe umsonst" war, verleidet mir oft genug meinen Beruf. Mögen Andere glücklicher darin sein! Im kleinen Zürich hatte ich mehr Freude daran, die jungen Bursche zu lehren, „die Speere werfen und die Götter ehren", und die Resultate waren durchwegs viel befriedigender; wir konnten eben gegenseitig weit näher an uns herantreten. Wenn man hier in den etwa 60 Vorlesungstagen eines Sommersemesters 400 Praktikanten an's Krankenlager rufen und dabei im Durchschnitte täglich etwa drei grössere Operationen machen muss, so wird das Practiciren zur Farce. Dann muss ich das ganze Semester jede Woche etwa 10—12, ja manchmal bis 20 Rigorosanten prüfen, am Ende des Semesters 50—60 Colloquien behufs Stipendienerlangung oder Collegiengeldbefreiung (eine vorwiegend humanitäre Action) abhalten. Da kann man nicht immer gleich streng sein; es ist begreiflich, wenn man an dem Einerlei der sehr wenig anregenden Prüfungs-Thätigkeit körperlich und geistig ermüdet.

Bevor ich nun auf die Ursachen der neuerlichen monströsen Frequenz an unserer Facultät eingehe, will ich noch Denjenigen antworten, welche im Interesse Wiens so gar stolz auf diese Erscheinung sind und sie beileibe nicht beseitigt wünschen.

Die Antwort liegt zum grössten Theile schon in dem früher Gesagten. Weder die Persönlichkeiten, noch die Institute der Wiener medicinischen Facultät tragen die Schuld an der grossen Frequenz, sondern eine Menge von anderen Ursachen, deren ausführliche Erörterungen weit um. fangreichere statistische, politische und nationale Untersuchungen nöthig machten, als sie mir möglich sind. Es wird bei dem Stolze über die grosse Frequenz an der Wiener medicinischen Hochschule zweierlei von Vielen aus Unkenntniss der Sachlage, von Anderen absichtlich zusammengeworfen: nämlich die Zahl der Studirenden und die Menge von meist ausländischen Aerzten, welche nach Wien kommen. Wien ist für letztere immer noch die Ecole de perfection par excellence, mehr als Berlin, Paris und London. Die Zahl der ausländischen Aerzte, welche sich in Wien oft ein Jahr lang zum Theil mit Frau und Kind aufhalten, besonders um sich in diesem oder jenem Specialfach auszubilden, beträgt per Semester etwa 200—300, manchmal auch wohl mehr. Ame. rikaner, Engländer, Brasilianer, Italiener, Rumänen, Griechen, Russen, Scandinavier sind vorherrschend, in geringerer Zahl Deutsche aus dem Reich, Franzosen, Spanier, Portugiesen, Japanesen u. s. w. Alle diese Aerzte kommen im Verzeich. nisse der Universität entweder gar nicht oder nur vereinzelt als sogenannte ausserordentliche Hörer vor. Hier ist es am Platze, sich über den dauernden Ruf der Wiener Schule, über die Concentration in der einzig in ihrer Art dastehenden Josephinischen Stiftung, dem allgemeinen Krankenhause, über

die Zweckmässigkeit der Curs-Einrichtungen, über die An-
ziehungskraft, welche die Stadt Wien und ihre liebenswür-
digen Bewohner und Bewohnerinnen auf diese fremden Aerzte
ausüben — zu freuen und auch ein bischen stolz und eitel
darauf zu sein. Wir wollen uns diesen Becher der Freude
durch keinen Tropfen Wermuth verbittern lassen und wünschen nur von Herzen, dass es immer so bliebe. Das hat
aber mit dem eigentlichen Studium an der Wiener Facultät
gar nichts zu thun. Diese fremden Aerzte nehmen auch in
den Hörsälen zur Zeit der schulgemässen Vorträge nur wenig
Platz ein. Für sie werden meist Separatcurse gehalten.
Gerade diese Einrichtung ist von entscheidendster Wichtigkeit
für die fremden Aerzte. Man muss es nur erlebt haben, mit
wie viel Mühe und Zeitverlust es verbunden ist, in Paris,
London oder Berlin die berühmten Männer auch nur einige
Male zu hören, sie operiren oder experimentiren zu sehen, um
die Einrichtungen in Wien und das Zusammenwirken aller
Kräfte im Quartier latin Wien's richtig zu würdigen. Es
wäre meiner Meinung nach höchst fehlerhaft, an diesen Curs-
einrichtungen deshalb zu rütteln, weil die Studenten mit
Hilfe von Cursen auch schnell Alles auf dem Präsentirteller
servirt haben wollen und statt in die Vorlesungen und Kliniken zu gehen, sich in Cursen für's Rigorosum einpauken
lassen. Unter den jetzigen abnormen Verhältnissen würde
ich das letztere Uebel immer noch dem grösseren vorziehen,
nämlich dem, dass die Studenten überhaupt gar nichts lernen,
und es rein dem Zufalle überlassen, ob sie das Examen bestehen oder nicht; dahin werden wir kommen, wenn es so
fortgeht.

Ich habe selbst einmal öffentlich ausgesprochen, dass
der internationale Charakter der Kaiser-Universität Wien
auch auf mich einen besonderen Reiz ausübt. Doch wie die

Verhältnisse jetzt liegen, müssen wir alle imperiale Univer-
sitäts-Eitelkeit abstreifen und zugestehen, dass die jetzigen
Verhältnisse an der medicinischen Facultät in Wien geradezu
ein Hohn auf ein Unterrichtsinstitut sind. Da eine Correc-
tion derselben nicht durch die Verhältnisse selbst eintritt, da
die Studirenden, obgleich sie sehr bald einsehen müssen,
dass sie wegen Ueberfüllung der Hörsäle nichts lernen können,
doch keine andere Universität aufsuchen, was sie ja vor dem
Beginne ihrer Rigorosen ohne jeden Schaden leicht thun
könnten, so muss doch endlich der Staat eingreifen um der
Gesellschaft willen, um der Eltern willen, welche ihre Söhne
auf die Universität schicken in dem guten Glauben, dass
sie dort etwas lernen. Lassen wir also alle die Phrasen vom
Herunterdrücken der internationalen Kaiser-Universität Wien
zu einer niederösterreichischen Universität etc., und unter-
suchen wir die Zusammensetzung der Wiener Hörer der
Medicin nach ihrer verschiedenen Herkunft; denn wenn sich
dabei herausstellen sollte, dass die Ausländer einen sehr
wesentlichen Antheil an der Ueberfluthung Wien's haben, so
ist der österreichische Kaiserstaat, welcher durch die im
Reichsrathe vertretenen Länder repräsentirt ist (vulgo Cis-
leithanien genannt), es seinen Landeskindern schuldig, sie
vor dieser Ueberfluthung zu schützen. Nur um der liebens-
würdigen Gastfreundschaft willen und um aus Eitelkeit ein
schönes glänzendes Haus zu machen, nur darum eine Menge
von neuen medicinischen Instituten mit nicht unerheblichen
Kosten zu gründen und zu erhalten, das wäre denn doch
von den Steuerträgern zu viel verlangt.

Ein Blick auf die beigegebene Curventafel belehrt
momentan, wie die Verhältnisse liegen. Die Zahl der
Ausländer stand in den Jahren 1866—1871 wenig hinter der
Zahl der Oesterreicher nach, war ihr dann eine Zeit lang

ziemlich gleich, übertraf sie vom Jahre 1874—1881 etwa ebensoviel, wie sie früher von jener der Oesterreicher übertroffen wurde, ist ihr von 1882—1884 nahezu gleich und hat erst in den Jahren 1885 und 1886 angefangen etwas herabzusinken. Unter diesen Ausländern sind die Ungarn weit überwiegend, ja sie allein übertrafen in den Jahren 1877—1880 an Zahl die Oesterreicher. Die ungarische Regierung könnte diesen centrifugalen, antinationalen Strom leicht zurückstauen, wenn sie z. B. nur denjenigen Besitzern Wiener Diplome das Recht der Praxis verliehe, welche wenigstens drei Jahre auf einer ungarischen Universität ihren Studien obgelegen sind, oder nur Denjenigen die Praxis gestattete, welche ihre Rigorosen an einer ungarischen Universität abgelegt haben.

Da nun nichts dergleichen geschehen ist, so sollte meiner Meinung nach unsere Regierung die Initiative ergreifen und nur diejenigen bei uns zu den Rigorosen zulassen, welche ein Maturitätszeugniss von einem österreichischen (cisleithanischen) Gymnasium aufweisen. Diese Massregel wäre gewiss dadurch gerechtfertigt, dass die Ansprüche an den ungarischen Gymnasien weit geringer sind als bei uns, und somit zu Gunsten der Ungarn eine ungleiche Basis für die Aufnahme an unserer Universität geschaffen ist.

Liegen gewichtige mir unbekannte Gründe vor, weshalb man diese Massregeln nicht in Anwendung bringen will, so bliebe, soweit ich es übersehen kann, nur der Numerus clausus für Wien übrig mit oder ohne Vermehrung der medicinischen Institute, zumal der Kliniken.

Der österreichische Minister des Innern ist für die Anstellungen von Ungarn an den Krankenhäusern derart vorgegangen, dass er bei der Auswahl der Bewerber in erster Linie die Landeskinder berücksichtigt wissen will, dann erst die

Ausländer: eine gewiss sehr zweckmässige Verfügung. Der österreichische Minister des Unterrichtes wünscht die Ansicht der medicinischen Facultät über den Numerus clausus für Wien und mit besonderer Rücksicht auf die österreichischen Landeskinder. Ob nun diese oder die früher erwähnte Beschränkung (österreichische Maturitätsprüfung) vorzuziehen sei, ist zu überlegen. Es ist die Tragweite der einen und der andern Anordnung sehr schwer im Vorhinein genau zu bemessen. Soll die Wirkung eine acute sein, so müssen die Verordnungen schon vom nächsten oder übernächsten Semester für diejenigen beginnen, welche ihre Rigorosen noch nicht begonnen haben oder sich nicht gerade im Militärdienste befinden; für sie ist es kein Opfer, entweder eine andere cisleithanische Universität zu beziehen, oder an einer Universität in ihrer Heimat ihre Studien fortzusetzen.

Betrachten wir jetzt den Numerus clausus für Wien und mit besonderer Rücksicht auf unsere Landeskinder. Vor Allem muss der Numerus festgestellt werden.

Ich habe früher in meinem Buche*) als Ideal für die Schüler bei fünfjährigem Studium die Zahl von 125 Hörern der Medicin im Ganzen hingestellt**). Das von mir aufgestellte

---

*) L. und L. pag. 266.

**) Ich halte das auch jetzt noch voll aufrecht und gehe dabei von der Erfahrung aus, dass die genaue Untersuchung eines Krankheitsfalles am Krankenbette, sowie eine Operation höchstens von 50 Menschen ganz genau beobachtet werden könne. Die medicinischen Vorlesungen sind mit wenigen Ausnahmen im Laufe der Zeit alle Jahresvorlesungen geworden; nur die Kliniken müssen zwei Jahre hindurch besucht werden; in ihnen sind also immer zwei Jahrgänge zugleich. Wenn nun nicht mehr als 50 in einer Klinik sein sollen, so darf der Jahrgang nicht stärker sein als 25, macht für das Quinquennium 125 Mediciner. Man kann mir darauf erwidern: warum ich im Interesse der Schüler nicht noch weiter heruntergehe; 10 werden noch besser sehen als 50; auch sind nicht immer Alle da. Das letztere muss ich gleich ablehnen, denn der

Ideal besteht in der Schweiz bei einer Berechnung der Durch.
schnittsfrequenz an den vier schweizerischen Universitäten
(Basel, Bern, Zürich, Genf); es wird im Deutschen Reiche ein
wenig überschritten bei 20 Universitäten (Berlin, Bonn, Breslau,
Erlangen, Freiburg, Halle, Heidelberg, Jena, Giessen, Göttingen,
Greifswald, Kiel, Königsberg, Leipzig, Marburg, München,
Rostock, Strassburg, · Tübingen, Würzburg). Beide Länder
haben also genügend medicinische Facultäten, überall vortreffliche Lehrer, überall vorzügliche, meist in den beiden
letzten Decennien neugebaute Institute; es sind keine günstigeren
Verhältnisse für die Studenten denkbar; die Wirkungen sind
höchst erfreuliche, oft glänzende. Der im Deutschen Reiche
gebildete Arzt steht den Aerzten anderer Nationen im Durchschnitte nicht nur nicht nach, sondern weit voran. Das hat
in glänzendster Weise der Krieg von 1870/1871 gezeigt.
Obige Durchschnittsberechnung ist auf die Jahre 1867—1874
basirt und soll nur darthun, dass die genügende Anzahl von
medicinischen Facultäten in diesen Ländern vorhanden ist, und
dass ideale Verhältnisse an allen Universitäten der Schweiz
und des Deutschen Reiches vorhanden sein könnten, wenn
sich die Studirenden gleichmässig vertheilten. Die factische
Vertheilung der Medicinerzahl auf die verschiedenen Universitäten ist freilich eine ziemlich ungleiche. Die niedrigsten Durch-
schnittszahlen hatten in dem erwähnten Zeitraume: Rostock
(84 Mediciner im Semester), Kiel (55), Basel (59), (wie glänzend

---

betreffende Raum muss jedenfalls so eingerichtet sein, dass, wenn
Alle da wären, Keiner durch den Andern im Sehen beeinträchtigt
wird. Ein zu tiefes Herabgehen hat aber die Schattenseite, dass
dabei dann jede Anregung des Lehrers durch den Zuhörerkreis
entfällt, und sich leicht ein Conversationston einschleichen könnte,
welcher bald dazu führen dürfte, dass Lehrer und Schüler sich
nach und nach immer mehr gehen lassen, jede Disciplin und Ordnung aufhören würde.

erscheint schon damals unser junges Innsbruck mit 70!); die höchsten: Berlin (401), Würzburg (359), Leipzig (292), Greifswald (277), (dann folgt schon unser Graz mit 234). Der höchste Medicinerstand war bis 1874 in Würzburg mit 530 (W. 1874), in Berlin mit 503 (W. 1871), in Leipzig mit 429 (W. 1873) erreicht[*]).

Diese Zahlen haben sich, entsprechend der Vermehrung der Mediciner in Folge der Bevölkerungszunahme, zweifellos in den letzten zehn Jahren erheblich gesteigert.

In Berlin waren schon viel früher als ein eigentliches Bedürfniss durch die Studentenfrequenz vorlag (ähnlich wie in Wien) Doppelkliniken. Die Duplicirung der übrigen Universitätsinstitute hat in Berlin wie bei uns Schwierigkeiten. Durch Ausländer werden die Universitäten des Deutschen Reiches im Ganzen wenig belästigt. Selbst in Berlin, Würzburg, Leipzig und München bleiben fremde Aerzte selten längere Zeit. Die Durchschnittsberechnung der Frequenz in den letzten 25 Jahren gab genügend Anhalt für den Massstab, nach welchem die Grösse der neugebauten Institute zu bemessen war. Die Vertheilung der Studenten auf die verschiedenen Universitäten vollzieht sich im Deutschen Reiche ungefähr in folgender Weise. Der dem Gymnasium früh entwachsene Schüler beginnt in der Regel seine Studien an derjenigen Universität, welche seiner Heimat am nächsten ist, oder an einer der Universitäten, von welchen sein Vater am meisten gesprochen hat. Dann zieht er, um neue Anregungen zu suchen und noch etwas von seinem Vaterlande zu sehen, oder um nicht im Corpsleben zu versimpeln, auf eine andere kleine oder

---

[*]) Interessant ist es, dass bis zum Jahre 1874 die niedrigste Zahl von Medicinern in Wien (708, S. 1878) nie so gesunken ist, dass sie unter der höchsten Zahl der Mediciner an einer deutschen Universität stünde.

mittlere Universität und endlich an eine grössere Hochschule, wo er dann seine Examina absolvirt. Dann macht er einige Monate hindurch Reisen, womöglich in's Ausland. Dass Jemand sein ganzes Studium auf einer und derselben Universität absolvirt, kommt im Deutschen Reiche äusserst selten vor und ist meist nur durch Mittellosigkeit bedingt. So arme und so viele unbemittelte Medicin Studirende wie bei uns kommen im Deutschen Reiche nicht vor, in der Schweiz schon gar nicht. Das medicinische Studium ist als das theuerste bekannt; wer arm und zu nichts Anderem als zum Studiren zu brauchen ist, wird eben Theologe oder Philologe. So viel ich mich auch schon besonnen habe, ich kann mich nicht erinnern, dass irgend einer meiner Facultäts-Studiengenossen Lectionen gegeben hätte; ja, von den Theologen und Philologen sehr, sehr viele; die Juristen und Mediciner nahmen immer eine Art aristokratische Stellung unter den Studirenden ein, ohne gerade mehr als nöthig zu einem einfachen Leben zu haben; aber das hatten sie sicher, und das ist ein sehr wichtiger Punkt. Wer möchte leugnen, dass solche Verhältnisse ein solides Fundament für das Ansehen des gesammten ärztlichen und des Beamten-Standes sind.

Es wäre sehr wichtig, auf Grund der Frequenz an den medicinischen Facultäten Oesterreichs während der letzten zwanzig Jahre nach den von mir aufgestellten Principien*) neue Berechnungen darüber anzustellen, wie viele solche Facultäten jetzt noch zu schaffen wären, um auch nur einigermassen billigen Anforderungen zu entsprechen; denn dass die Vermehrung derselben die natürlichste und wichtigste

*) L. und L. pag. 267.

Abzugsquelle von Wien sein würde, darüber kann kein Zweifel sein. Oesterreich hat jetzt fünf deutsche (Wien [zwei], Prag, Graz, Innsbruck), eine polnische (Krakau) und eine czechische (Prag) medicinische Facultät. Am dringendsten wäre wohl die Gründung einer deutschen medicinischen Facultät in Czernowitz, sehr wünschenswerth eine gleiche Facultät in Brünn. Mit dieser Musenzahl der medicinischen Facultäten in Oesterreich könnte man sich vorläufig begnügen. Sollen die neu gegründeten und neu zu gründenden Facultäten aber den gewünschten Erfolg haben, dann müssen sie auch in Betreff der Professoren und Institute mit reichlichen Mitteln ausgestattet werden; man darf gerade bei solchen Institutionen, welche sich ihren geschichtlichen Ruhm erst erwerben sollen, nicht knausern. Ich habe auch darüber Andeutungen gegeben*). Mit einem Anlagscapital von $1\frac{1}{2}$ bis 2 Millionen liessen sich die Institute für eine naturwissenschaftlich-medicinische Facultät in einem Kronlande herstellen, die mit einer Jahresdotation von einer halben Million auch in ganz gutem Stande erhalten werden könnte.

Als die deutsche Universität Strassburg gegründet wurde, soll Bismarck zu dem Curator derselben gesagt haben: „Bringen Sie die besten Leute zusammen, die Sie bekommen können, bauen Sie schnell alle nöthigen Gebäude und Institute und trachten Sie wenigstens für die ersten Jahre, die Professoren zusammenzuhalten; decken Sie sie nöthigenfalls mit Gold zu, es soll daran nicht fehlen." Leider ist nicht jeder Staat in der Lage, in dieser Weise Universitäten zu gründen, doch die Principien sind jedenfalls richtig. Ich für meine Person halte keineswegs fest an dem modernen Begriffe der „Universität", als einer Anstalt, an welcher durchaus alle vier Facultäten ver-

---

*) L. und L. pag. 405.

treten sein müssen. Es bestehen Universitäten ohne medicinische Facultäten (Lemberg, Czernowitz, Agram) und andere haben früher lange und gedeihlich so bestanden. Warum sollen nicht auch naturwissenschaftlich-medicinische Facultäten gleich den englischen medicinischen Schulen für sich bestehen und Treffliches leisten können*)? Ich finde, wir sollten in dieser Beziehung unsere starren alten akademischen Zunftformen endlich einmal sprengen und den praktischen Bedürfnissen der Zeit Rechnung tragen. Eine Vermehrung von philosophischen und juridischen Facultäten liegt für Oesterreich wohl kaum vor; es wäre eine Fortschrittsthat, etwa in Brünn eine für sich bestehende naturwissenschaftlich-medicinische Facultät zu begründen.

Mein früheres „Ceterum censeo" über die absolute Nothwendigkeit der Wiedererrichtung des Josephinums kann ich hier nur wieder und wieder dem Kriegsministerium zurufen.

Ich durfte den eben besprochenen wichtigen Factor für die Entlastung der Wiener medicinischen Facultät nicht unberührt lassen. Falls er in Wirkung gesetzt würde, so könnten sich die Erfolge aber doch erst in Decennien zeigen. Es handelt sich aber jetzt wesentlich um die Frage: wie kann die Wiener Ueberfrequenz in kürzestem Wege beseitigt werden, ohne gerade den jetzt Studirenden einen wesentlichen Schaden zuzufügen? Wie schon gesagt, können sich die meisten meiner Herren Collegen nicht entschliessen, den glänzenden Purpurmantel der imperialen internationalen Universität fallen zu lassen. Sie verlangen,

---

*) L. und L. pag. 420.

dass auf Kosten der Steuerträger die Zahl der Institute, zumal der Kliniken schleunigst vermehrt werde, damit alle Studirenden aller Nationen, und zwar ohne Beschränkung ihrer Lernfreiheit, zu ihrem Rechte kommen können. Wie vielfach diese Vermehrung der Institute sein müsste, damit das gewünschte Ziel erreicht werde, kann nur auf Grund der bisherigen Frequenzstatistik festgestellt werden. Da haben wir also als Durchschnitt der Frequenz in den letzten zwanzig Jahren 1276 Mediciner in jedem Semester; soll das als Basis dienen? „O nein!" höre ich schon rufen: „die Maximalzahl, also 2673 (Wintersemester 1885/6) muss als Basis angenommen werden". „Gut!" Ich will nun alle früher aufgestellten Ideale über die wünschenswertheste Durchschnittszahl von Medicinern an einer Facultät (125) fallen lassen und gleich bis zum äussersten noch zulässigen bis 500 gehen. Dann wären immer noch 200 Hörer in jeder Klinik zu unterrichten; es ist schon ein Unding, doch es sei! Damit kämen wir bei 2673 Medicinern auf die Zahl von fünf Kliniken jeder Art! Jeder Kliniker soll auch Prüfer sein. — Selbst wenn unser sehnlichster Wunsch in Erfüllung ginge, dass das ganze „allgemeine Krankenhaus" dem Unterrichtsministerium für Unterrichtszwecke übergeben würde, so stehen wir schon vor der Unmöglichkeit, alle diese Kliniken, die doch alle relativ gleiche Bettenzahl, gleiche Auditorien, gleiche Lehrbehelfe (Instrumentarien, Mikroskope, Bandagenzimmer, chirurgische Museen, Ambulatorien, Arbeitszimmer u. s. w.) haben müssten, im allgemeinen Krankenhause unterzubringen. Und nun völlige Lernfreiheit bei dieser Einrichtung! Werden sich denn die Studenten von selbst zu gleichen Partien in diese Kliniken vertheilen? Sollte mit einmal die Jugend sich so ändern, dass sie sich aller Sympathie und Bevorzugung dieses oder jenes Lehrers aus Utilitätsrücksichten entkleidete? Würde es nicht vielmehr wahrscheinlich sein, dass einige dieser fünf Kliniken überfüllt, andere leer sind? Wozu dann der kostbare Apparat? Es bliebe also nichts anderes übrig, als auf der Quästur schon zu vertheilen: die ersten 200 auf Klinik Nr. I, die zweiten 200 auf Klinik Nr. II u. s. f. Und wenn nur 300 Klinik besuchende Mediciner da sind (s. Sommersemester 1878), dann müsste man es folgendermassen machen:

Student 1 auf Klinik Nr. I,
    „   2   „   „   „ II,
    „   3   „   „   „ III,
    „   4   „   „   „ IV,
    „   5   „   „   „ V,

nun der zweite Turnus:

Student 6 auf Klinik Nr. I,
    „   7   „   „   „ II,
    „   8   „   „   „ III,
    „   9   „   „   „ IV,
    „   10   „   „   „ V,

u. s. w. Dann kämen 60 auf jede Klinik, gewiss ein sehr idealer Zustand. Eine solche Einrichtung wäre aber für unsere Verhältnisse doch ein zu grosser Aufwand, zumal wenn die Steuerträger die Kosten eventuell mehr für die Ausländer als für die Landeskinder aufbringen sollen. Jedenfalls liegt bei diesem Modus nicht nur Numerus clausus, sondern auch die Aufhebung jeder Freiheit in der Wahl der Lehrer zusammen. Es wäre wohl ein Weg, die Facultät bald von Hörern zu entlasten, doch der allerkostbarste. Nur die neuangestellten Kliniker würden damit vorläufig zufrieden sein.

Suchen wir einen anderen, etwas milderen Weg nach gleicher Methode, doch mit Zugrundelegung des Mittels der Landesangehörigen (645) und Zuschlag von 355 Plätzen für Ausländer (ungarische und nichtungarische zusammen). Das ist doch eine sehr liberale Gastfreundschaft! Das wäre also ein Numerus clausus von 1000 Medicinern; Immatriculation nur im Herbste: in den ersten vierzehn Tagen nur Landesangehörige, dann für den übrigbleibenden Rest die Ausländer, die eventuell ganz ausgeschlossen würden, wenn die Zahl der immatriculirten Oesterreicher 200 erreicht. Würde dieselbe überschritten, dann müssten auch Landesangehörige (es könnte ebensowohl Niederösterreicher als Dalmatiner, Böhmen oder Krainer etc. treffen) zurücktreten und an anderen österreichischen Universitäten Aufnahme suchen. Die zurückgewiesenen Ungarn würden ebensowohl nur noch an österreichischen Universitäten eintreten können, denn an den ungarischen Universitäten ist die Aufnahme einen Monat früher als an den österreichischen; sie können also nicht dorthin zurück. Dies wäre also zugleich ein Mittel, die Frequenz der anderen österreichischen Facultäten zu steigern, wenn auch ein etwas gewaltsames und künstliches.

Bei einem Numerus clausus von 1000 Medicinern pro Semester für Wien würden auf jede der beiden bestehenden Kliniken je 200 Hörer entfallen*). Ein seit dem Bestande und mit der historischen Entwicklung dieser Zwillingskliniken zusammenhängender Usus hat es in Wien mit sich gebracht, dass der Student die eine Klinik für das erste, die andere für das zweite Jahr seiner praktischen Studien wählt. Bei Erhöhung des Numerus clausus auf 1500 wären schon drei

---

*) Die Zahl der Mediciner in Berlin in den letzten Semestern dreht sich auch um 1000 herum; wenn dieselbe so im Steigen bleibt, wie in den letzten Jahren, so wird man sich auch zu einer Gewaltmassregel entschliessen müssen, nämlich entweder kategorisch Geld für den Bau neuer Institute und die Anstellung mehrerer Lehrer verlangen, wobei sich dann auch die Nothwendigkeit einer Vertheilung der Schüler von Decanats- oder Quästurs-Gnaden ergeben wird, oder für die medicinische Facultät Berlins, wie sie jetzt ist, einen Numerus clausus einführen.

Kliniken, bei Erhöhung auf 2000 vier Kliniken und dann auch drei anatomische, drei physiologische, drei pathologisch-anatomische Institute etc. nöthig. Unmöglich wäre das nicht, wenn man etwa um das Rudolfspital ein zweites Quartier latin gründete oder dort eine für sich bestehende naturwissenschaftlich-medicinische Facultät begründete; doch in Wien kostet das immer mindestens dreimal so viel als anderwärts.

Ich hoffe, mich deutlich genug ausgedrückt zu haben, um die Consequenzen, welche der Numerus clausus für Wien nach sich ziehen muss, klar zu legen. Ich bekenne offen, dass ich anfangs für den Numerus clausus war, jedoch nach obiger statistischer Berechnung doch etwas vor der gewaltigen Wirkung desselben zurückschrecke. Diese Wirkung könnte mit Blitzesschnelle eintreten, wenn man schon bei den nächsten Inscriptionen den Numerus clausus z. B. für die Kliniken eintreten liesse; er wäre indess eine Art rückwirkender Kraftäusserung der neuen Verordnung, zu der man sich doch ungern entschliesst.

Was soll also geschehen? Ohne eine Art von Vergewaltigung geht es eben hier, wie in ähnlichen Fällen, nicht ab, wenn man rasch etwas praktisch durchführen will. Da scheint mir denn doch der im Anfange dieses Abschnittes erwähnte, schon bei den Juristen bestehende Usus milder, d. h. nur Diejenigen zu den Rigorosen zuzulassen, welche ein Maturitätszeugniss von einem österreichischen Gymnasium haben. Das könnte bei denen, welche sich noch zu keinem Rigorosum gemeldet haben, sofort in Kraft treten und würde nur die Mediciner im ersten Semester treffen, für welche ein Wechsel der Universitäten kein Schade wäre, wenn sie auch ungern das lustige Wien verlassen mögen; betrifft es Ungarn, welche der ungarischen Sprache nicht mächtig sind — und es soll deren geben — so könnten sie in Prag, Graz, Innsbruck Aufnahme finden, oder falls sie slavisch sind in Prag oder Krakau. Das Wiener Diplom würde dadurch an Prestige wachsen. Die anderen österreichischen Universitäten, für welche man diese Massregel nicht einzuführen braucht, würden sich über den kleinen möglichen Nachtheil der geringeren Vorbildung durch die erhebliche Zunahme der Frequenz entschädigt halten müssen.

Würde die erwähnte Massregel für alle österreichischen Universitäten durchgeführt, dann wären die in Wien Zurückgewiesenen freilich übel daran, sie könnten nur noch in's Deutsche Reich gehen, da sie in Ungarn, wie schon bemerkt, nicht mehr an den Universitäten aufgenommen werden würden. Noch eine Consequenz könnte die Massregel haben, nämlich die, dass die deutschen Ungarn, um das Wiener Diplom erlangen zu können, das Obergymnasium in Oesterreich absolvirten. Das könnte dann wieder zu einer Ueberschwemmung dieser Gymnasien durch Ausländer führen. Doch ist diese Folge, soweit ich die Verhältnisse zu übersehen vermag, nicht sehr wahrscheinlich.

Ceterum censeo: man soll die Studirenden in Wien nur auf Grund von österreichischen Maturitätszeugnissen zu den Rigorosen zulassen.

IV.

Unsere Lehrkörper und unsere Institute.

Der Lehrkörper viel zu gross. Extraordinarien und Docenten. — Die fehlenden
Institute.

Ich will die Gelegenheit nicht vorübergehen lassen,
ohne wieder einmal einige Worte über die Zusammensetzung
unseres Lehrkörpers und die Mängel unserer Institute und
Lehrmittel zu sagen. Die Wiederholung bleibt immer eine
der stärksten Redeformen.

Wir haben zur Zeit 19 Ordinarien, 44 Extraordinarien,
65 Docenten, Summa 118 Mitglieder des Lehrkörpers. In
Rücksicht darauf, dass die einzelnen Fächer in unserer
Facultät fast durchwegs doppelt besetzt sind, könnte man
sagen, es sind eigentlich zwei ineinander verschmolzene
Lehrkörper; doch auch die Hälfte 59 ist eine ziemlich hohe
Zahl für eine medicinische Facultät und dürfte nicht ihres
Gleichen haben.

Die Ordo facultatis, bei uns Professoren-Collegium genannt, hat an den alten Universitäten mit einem, zwei und
drei Professoren angefangen und sich im Laufe der Jahrhunderte, wie die Universitäten und Facultäten selbst, oft
umgestaltet. Sie soll diejenigen Männer zu einem Collegium
verbinden, welche die Hauptlehrfächer vertreten, damit bei

den Berathungen über die verschiedenen Vorkommnisse an der Hochschule jeder wichtige Zweig der Facultätswissenschaft gleichwerthig mit gleichem Stimmrechte im Collegium vertreten ist. In diesem Sinne hat man mit unwesentlichen Modalitäten die Ordo an den Universitäten des Deutschen Reiches stets aufrecht erhalten; nur in der Schweiz und in Oesterreich ist man davon wesentlich abgewichen. Nach der noch bestehenden Universitäts-Verfassung vom Jahre 1850 wird das Professoren-Collegium im Principe von den Ordinarien und Extraordinarien gebildet; nur dürfen von letzteren nicht mehr, als die Hälfte der Ordinarienzahl beträgt, in's Collegium eintreten; sie haben aber gleiches Stimmrecht wie die Ordinarien und rücken der Anciennetät nach vor. Ausserdem sitzen noch zwei Vertreter der Docenten im Collegium; sie dürfen mitreden, aber nicht mitstimmen. Auch der Director der niederösterreichischen Hebammenschule sitzt von Alters her im Professoren-Collegium der Universität; ein komischer Anachronismus.

Dass durch diese Zusammensetzung das Professoren-Collegium als Ordo facultatis (in welcher auch die professores extra ordinem enthalten sind), ganz aufgehoben wird, ist klar. Das würde ja am Ende gleichgiltig sein, wenn es sich nur etwa um eine alte zopfige Zunfteinrichtung handelte. Doch fasse ich die Ordo nicht so auf. Es kann bei wichtigen, den Lehrplan oder Institutseinrichtungen oder Berufungen oder Gutachten betreffenden Abstimmungen nicht gleichgiltig sein, ob da Alles, was im Collegium kreucht und fleucht, mitstimmt. Eine schon lange bestehende Gepflogenheit hat es mit sich gebracht, dass vom Collegium meist schubweise eine Gruppe von Docenten des gleichen Faches zu Extraordinarien vorgeschlagen werden. So kann es kommen, dass z. B. die internen Kliniker nur über 2, die Chirurgen über 5,

die Gynäkologen über 4—6, die Syphilidologen über 3 Stimmen
zu verfügen haben. Wenn schon in so grossen Collegien
immer die Neigung zur Coterienbildung besteht und dieselbe
bei uns noch besonders durch nationale und confessionelle
Interessen gefördert ist, so kommen nun auch noch die Fach-
coterien hinzu und das verderbliche System „do ut des“
gewinnt immer mehr Gewalt; das Wesentliche, Sachliche
muss darunter leiden. Von der Wahrung eines Amtsgeheim-
nisses ist schon lange keine Rede mehr bei uns, ja es wurde
von einigen Mitgliedern wiederholt ausdrücklich deponirt, sie
erkennen die Beschlüsse des Professoren-Collegiums überhaupt nicht als Amtsgeheimniss an. Das zufällige Zusammen-
würfeln von den verschiedensten Fachprofessoren mit den
allerverschiedensten Anschauungen und Bestrebungen macht
die Abstimmungen, die meist geheime sind, zu einem Würfel-
spiele, umsomehr, als bei der Vielköpfigkeit des Collegiums
manche Mitglieder die Meinung hegen, dass sie ihren Kopf
besser anderswo verwenden könnten, als bei den in der
Regel sehr unerspriesslichen Debatten im Collegium, deren
Ausgang selbst nach langer Discussion und Betheiligung der
meisten Mitglieder ganz unberechenbar ist. So muss nach
und nach das Ministerium das Vertrauen und die Achtung
vor den Facultätsbeschlüssen verlieren, welche doch die einzig
richtige und solide Basis für das Handeln der Regierung ab-
geben sollten. Ich muss mich daher entschieden dahin aus-
sprechen, dass die Ordo nur von den professores ordinarii der
Hauptfächer gebildet werde. Legt irgend ein ausserordentlicher
Professor von Verdienst auf den Titel und den Rang
(Charakter, respective Gehalt und Uniform) eines professor
ordinarius Werth, so gebe man ihm Beides mit dem Zusatze
„honorarius“ als persönliche Auszeichnung, wie man andere
Titel, Rang- und sogenannte Standeserhöhungen und Orden

verleiht; aber wenn er nicht Professor eines Hauptfaches ist, so gehört er meiner Meinung nach nicht in die Ordo, nicht in's Professoren-Collegium.

Dass die Zahl der Extraordinarien bei uns so gross ist, hängt einerseits damit zusammen, dass unsere Facultät eine doppelte ist, und ist andererseits nicht zu verwundern, wenn man in Betracht zieht, dass der Professorentitel in viererlei Weise verliehen werden kann. 1. Se. Majestät hat die Gnade, von seinem Cabinete aus den Herrn X zum Professor zu ernennen; 2. der Minister schlägt Sr. Majestät die Ernennung eines Docenten X zum Professor vor, ohne die Facultät oder sonst Jemand vorher gefragt zu haben; 3. Se. Excellenz der Herr Minister frägt bei der Facultät an, ob nicht der Docent X geeignet sei, zum Professor ernannt zu werden; 4. die Facultät schlägt einen Docenten X dem Ministerium zur Ernennung zum Extraordinarius vor, weil er vortreffliche Arbeiten publicirt hat, oder weil er ein vortrefflicher Lehrer ist, oder weil er ein Nebenfach würdig vertritt, oder weil er ein Hauptfach mit ergänzt. Hiebei hat natürlich zuerst der Minister und dann Se. Majestät das Recht, die Anträge des Collegiums abzulehnen oder anzunehmen.

Alle vier Arten des Ernennungsmodus stehen vollkommen sicher auf gesetzlichem Boden. Doch meist glaubt sich ein Anderer, zuweilen fühlen sich sogar mehrere Andere durch die Ernennung eines Collegen gekränkt (mit oder ohne Recht, lassen wir dahingestellt), und da es ja bei uns sehr viele liebenswürdige Leute gibt, so werden die tief Verletzten auf einem der genannten Wege früher oder später zum gewünschten Ziele kommen. Dagegen wird sich schwerlich etwas machen lassen.

Dass wir so viele Privatdocenten an unserer Facultät haben, wird uns oft zum Vorwurfe gemacht. Ich vertrete

die Meinung, dass man darüber nicht zu scrupulös sein soll;
denn wie soll einer an sich selbst und wie sollen wir es
erfahren, ob er Lehrtalent hat, wenn ihm nicht die Gelegenheit
dazu geboten wird? Ein Privatdocent ist ja dadurch, dass
man ihm die Venia docendi gibt, die früher jeder Doctor
rite promotus hatte, noch nichts mehr als er vorher war;
es wird ihm eigentlich nur die Erlaubniss und die Möglichkeit
verliehen, etwas zu werden und sich als Lehrer zu versuchen;
man gibt ihm dazu einen Hörsaal, Licht und Beheizung in
der Universität oder in einem Universitäts-Institute und die
Erlaubniss, seine Vorlesung im Kataloge und am schwarzen
Brette anzuzeigen. Hat er keinen Erfolg als Lehrer, so ist
das traurig genug für ihn, wie es immer traurig für Jeden
ist, einsehen zu müssen, dass er eine Carrière ergriffen hat,
der er nicht gewachsen ist. Eine strenge Controle sollte aber
darüber geführt werden, ob ein habilitirter Docent überhaupt
Vorlesungen zu Stande bringt, und man sollte das Gesetz
dann auch vollziehen, dass ein Docent, der drei Jahre lang
nicht liest, wieder aus dem Verbande der Universität aus-
geschieden wird; sonst wird der Ballast allerdings nach und
nach zu gross. Ein Privatdocent, der nicht einmal Extraordinarius wird, trägt bis zu seinem Tode den Dolch im
Herzen. Die Strebungen zu diesem Ziele, sei es, um der Ehre
willen, sei es, um für die Praxis einen Vortheil daraus zu
ziehen, sei es, sich eine Uniform machen lassen zu dürfen, sei
es, eine gute Heirat zu machen (wie mir ein Docent einmal
ganz naiv anvertraute), sind dann freilich sehr mächtig, und
Viele kommen auf Nebenwegen zum gewünschten Ziele. Neben
manchem der ausserordentlichen Professoren, die sich diese
Auszeichnung durch Talent und mit schwerer Arbeit erworben
haben, stolzirt mancher einher, von dem die Zunft in Folge
öffentlichen Geheimnisses wohl weiss, warum er wider das

Gutachten des Collegiums Professor wurde, und den sie deshalb auch trotz seines neuen Kleides nie anerkennt; doch die alten Mitglieder der Zunft sterben aus und die jüngeren kennen nur das fait accompli; so kann es den betreffenden Herren bald ganz gleichgiltig sein, wie sie Professor wurden. Nun das kommt überall gelegentlich vor, selbst in der Metropole der strammen Intelligenz und des Deutschen Reiches. Auch dagegen wird sich nichts machen lassen.

Dass die Docenten praktischer Fächer, welche ihre Vorlesungen nach den herrschenden Anschauungen nur mit Hilfe von Laboratorien, Instituten, Ambulatorien u. s. w. halten können, bei ihrer Habilitation nachweisen müssen, wie sie sich ein solches „Lehrmaterial" verschaffen wollen, ist eine harte, aber bei uns zur Zeit nothwendige Forderung und besteht schon seit langer Zeit. Ich finde es aber grausam, wenn man den Docenten, welche sich mit grosser Mühe ein solches Lehrmaterial verschafft haben, ihre Lehrthätigkeit systematisch wieder erschwert.

Damit bin ich bei unserem in neuester Zeit so vielfach angegriffenen Docentenverein „Poliklinik" angekommen. Ich halte Alles wörtlich aufrecht, was ich 1875 darüber habe drucken lassen*) und kann nur den damals schon ausgesprochenen Wunsch wiederholen, dass die Herren recht bald zu einem Hospital kommen. Wider bestehende Gesetze haben dieselben nicht gehandelt. Was an der Leitung des Vereines etwa auszusetzen war, hätte die Alma mater ganz wohl ihrer vielleicht ein bischen zu kokett gewordenen, emancipirten jüngsten Tochter in der Stille sagen können.

---

*) L. und L. pag. 115.

Weit schlimmer und viel mehr in die Augen springend als die erwähnten Facultätsmonstrositäten per excessum sind diejenigen per defectum.

Wir erkennen dankbarst an und freuen uns darüber, dass im Laufe des letzten Decenniums Manches für die Universität Wien geschehen ist; vor Allem hat sie nach mehr als 500 Jahren endlich ein eigenes würdiges Heim bekommen, eines der schönsten monumentalen Gebäude Wiens; beim Eintritte in dasselbe würde ein Berliner Student vielleicht in denselben enthusiastischen Ausruf ausbrechen, wie ein Berliner Lieutenant beim Eintritte in den Kölner Dom: „Schneidiges Local!"

Es sind ferner eine grossartig ausgestattete Sternwarte, zwei grosse chemische Laboratorien, in einem Hause vereinigt, fertig; es sind vorläufig allenfalls hinreichende Räume und Arbeitslocale für pathologische Anatomie, experimentelle Pathologie und gerichtliche Medicin geschaffen. Eine Doppelanatomie im grossen Style ist im Baue.

Nun fehlen aber noch: ein grosses physikalisches Institut, ein Doppelinstitut für Physiologie und ein grosses hygienisches Institut; dann ist auch der zeitgemässe Umbau oder Neubau mehrerer Kliniken unumgänglich nothwendig.

Für die erstgenannten Institute liegen in den Neubauten an allen Universitäten des Deutschen Reiches genügend viele Modelle vor. Der Neubau und die Organisation eines grossen hygienischen Institutes wäre eine Fortschrittsthat, an welcher sich die Stadt Wien und der Staat Oesterreich nicht nur durch das Ministerium des Unterrichtes, sondern auch durch das Ministerium des Innern, welchem das Sanitätsdepartement beigegeben ist, in gleicher Weise betheiligen sollten, — denn sowohl die Stadt Wien, als die Gesammtbevölkerung des österreichischen Staates, nicht nur die Universität Wien, sondern indirect alle medicinischen Facultäten Oesterreichs würden vielfachen Nutzen von einem solchen Institute haben.

Ein solches hygienisches Institut würde in drei Hauptabtheilungen zerfallen. I. Chemische Abtheilung: Ernährung und Nahrungsmittel; Verfälschung der Nahrungs- und Genussmittel. II. Bakteriologische Abtheilung: Ursachen der Krankheiten und Art ihrer Verbreitung. III. Technische Abtheilung: Anlage von Ortschaften; Wasserversorgung; Entfernung der Abfallstoffe; Beerdigungswesen; Massenernährung; Schulhygiene; Gefängnisse; Fabriken; Krankenhäuser; Kasernen; öffentliche Bäder; Verkehrsmittel.

Jede Abtheilung muss einen Vorstand und mindestens drei bis vier Assistenten und viele Diener haben, ferner mehrere Auditorien und Laboratorien, Sammlungen, Instrumente, Stallungen für Experimentalthiere und eine sehr, sehr grosse Menge von Arbeitsräumen. Die Assistenten und Diener müssen im Hause wohnen. Nach den Erfahrungen, die man an ähnlich zusammengesetzten Instituten im Deutschen Reiche gemacht hat, bedarf dasselbe keines besonderen Directors, sondern man wählt entweder einen dazu besonders befähigten Abtheilungsvorstand für seine Lebenszeit oder die Direction alternirt zwischen den Abtheilungsvorständen. Für alle solche Dinge liegen längst Antecedentien und Erfahrungen vor.

Ein kleines provisorisches hygienisches Institut in Wien zu gründen und, wie es schon bei uns ist, ein solches Provisorium ein halbes Jahrhundert und länger bestehen zu lassen, wäre ein grosses Unglück für das Prestige unserer Facultät. Die hauptsächlich von der Wiener Schule ausgebildete und verbreitete anatomische Richtung in der Medicin ist vorläufig ziemlich am Ende. Jetzt müssen wir trachten, in ätiologischer Richtung neue Wege zu betreten. Auf dem früheren Wege fanden wir wenig Trost für die Therapie, eigentlich mehr Beschämung darüber, welchen unnöthigen Apparat von Arzneimitteln und Behandlungsmethoden wir oft in Bewegung setzten, um etwas zu erzwingen, was auch ohne unser Zuthun geschehen wäre, oder um gegen Krankheitsproducte zu Felde zu ziehen, welche überhaupt keinem Mittel weichen. Auf dem Wege der ätiologischen Therapie und Prophylaxis aber haben wir schon gleich im Beginne ganz ungeahnte therapeutische Erfolge zum Wohle und zur Erhaltung von Millionen von Menschen erzielt; die Verletzten und chirurgisch Kranken haben ihren Löwenantheil von diesen Erfolgen durch die sogenannten antiseptischen Operationen und Behandlungsmethoden schon dahin und auch für die innerlich Kranken ist schon sehr viel erreicht worden*).

---

*) Hätten die Thierschutzvereinsmitglieder und die Antivivisectionisten eine Ahnung von den segensreichen Erfolgen der Experimental-Pathologie für die leidende Menschheit und die Verhütung von Krankheiten, sie würden uns weniger Hindernisse in den Weg legen. Und welche Consequenz liegt darin, um nur an neueste Ereignisse anzuknüpfen, Tausende von Kaninchen zu opfern, um Hunde präventiv zu impfen und vor der Wuth zu bewahren? Wenn ihnen der Kaninchenschmerz mehr gilt als der Froschschmerz, und der Hundeschmerz mehr als der Kaninchenschmerz, so wird ihnen wohl der eigene Menschenschmerz auch mehr wehe thun als der Hundeschmerz. Oder sollen wir Menschen opfern, damit die Hunde keinen Maulkorb zu tragen brauchen? Tragen wir nicht Alle immer einen socialen Maulkorb, den wir nicht einmal immer abnehmen dürfen, um Anderen zu sagen, dass wir Hunger und Durst haben? Man kommt nicht so leicht zu einer Krone, und wenn man sie hat, soll man sie festhalten. Der Mensch, der sich die Krone der Schöpfung mühsam im Kampfe um's Dasein erworben hat, hat keinen Grund, die Anarchie und den Socialismus im Thierreiche zu predigen; er ist noch nicht einmal mit dem Pflanzenreiche, den kleinen Bakterien fertig und soll sich den Wölfen und Hunden preisgeben, von welchen er nach langem Kampfe einen Theil unter seine Botmässigkeit gebracht, einen andern Theil vernichtet hat!

Wenn man die Nothwendigkeit unserer Forderungen für die medicinische Facultät zugeben muss, falls wir nicht sehr weit hinter dem mächtig vorauseilenden Deutschen Reiche zurückbleiben sollen, so wird man auch fragen müssen, woher das zu diesen Instituten nöthige viele Geld nehmen, welche in der Nähe des Krankenhauses und der Universität einen ziemlich ausgedehnten theuren Baugrund verlangen, und da sie meist Strassenfronten haben werden, doch nicht gar zu entsetzlich kahl in ihrem Aeusseren erscheinen dürfen, wenn sie auch nicht mit den monumentalen Prachtbauten der Umgebung zu concurriren brauchen.

Ein ordentliches hygienisches Institut wird unter diesen Verhältnissen kaum unter einer Million Gulden herzustellen sein; wenn es gut functioniren soll, muss es über ein jährliches Budget von etwa 100.000 fl. disponiren können (inclusive der Gehalte aller Angestellten). Die physiologischen und physikalischen Institute dürften zusammen auch $1^1/_2$ Millionen kosten, die Umbauten der Kliniken zusammen etwa 500.000 fl. Um nun auch die medicinischen Facultäten der anderen Universitäten nicht zu benachtheiligen, müsste ein Sachverständiger ausgesandt werden, um überall zu prüfen, was dringend nothwendig, was wünschenswerth ist. Zieht man dazu die dringend nothwendige medicinische Facultät in Czernowitz in Betracht, eventuell die Gründung einer naturwissenschaftlich-medicinischen Facultät in Brünn, so dürfte innerhalb zehn Jahren, wenn sparsam und nach ganz fest geordneten Principien rücksichtslos im Interesse des gesellschaftlichen Gesammtwohles vorgegangen würde, eine Summe von 10 bis 12 Millionen genügen, um in raschem Tempo das Wegstück des Fortschrittes einzubringen, um welches wir leider hinter anderen Culturstaaten auf dem Gebiete des medicinischen Unterrichtes zurückgeblieben sind.

Die gesetzgebenden Körperschaften sollten diese Summen als ein Extraordinarium bewilligen, als Baufond für medicinische Unterrichtsinstitute, und sollten diesen Fond einem Cerberus zur Ueberwachung übergeben, wie es mit dem Stadterweiterungsfond geschehen ist. Apropos! Stadterweiterungsfond! Wäre es denn gar so unmoralisch, aus diesem Fond auch einmal Geld für gemeinnützliche und humanitäre Zwecke herzugeben, die ja auch zum Theile noch in das Gebiet des „Rings" fallen. Ich bin gewiss der Letzte, welcher die Ausführung der Pläne des grossen Semper durch talentvolle Epigonen allzu lange verzögert wissen möchte, doch die Kunst der Architektur hat schon so grossartige Erfolge mit Hilfe des genannten Fonds erzielt, dass sie keinen Schaden leiden würde, wenn sie auf ihrer Via triumphalis die Wissenschaft und Humanität eine Strecke weit mitzöge, selbst auf die Gefahr hin, etwas später zur Krönung auf dem Capitol zu gelangen.

V.

Die mangelhafte Ausbildung der Aerzte und der Mangel an Aerzten auf dem Lande.

„It is the cause! It is the cause!"

Mangelhafte Ausbildung wegen Ueberfrequenz der Hörsäle und ungeeigneter Charaktererziehung der Schüler. — Die Examina jetzt nicht schwieriger als früher. — Dienst in einem Krankenhause vor Eintritt in die Praxis sehr wünschenswerth. Schwierigkeit der Durchführung. Militärdienst. — Der Arzt als Kunstgewerbe betreibender Staatsbürger geht bei völligem Freizügigkeitsrechte dahin, wo er den meisten Verdienst findet. — Versuche der Staatsregierungen die dadurch entstehenden Uebelstände zu corrigiren. — Ersatz der früheren Wundärzte durch die Samariter- und Pflegerinnenschulen und Rettungsgesellschaften. Heilgehilfen. — Schluss.

Wer das Glück hatte, nach Absolvirung seiner Rigorosen ein Jahr und länger als Secundararzt oder als Zögling eines Operateurs-Institutes in einem Krankenhause zu functioniren, der wird beruhigt in die selbstständige Praxis eintreten und je nach seinem Talente und je nach den örtlichen Verhältnissen eine erfreuliche Thätigkeit finden, bei nicht zu grossen Ansprüchen auch ein genügendes materielles Erträgniss erzielen. Wer aber von Wien aus gleich nach den Rigorosen in die Praxis treten muss, dem wird, falls er Jemand findet, der sich vertrauensvoll an ihn als Arzt wendet, zu Muthe sein, wie Jemand, der nur die Schwimmbewegungen Anderer gesehen hat und nun plötzlich selbst schwimmen soll. Hat er sich wirklich diese Schwimmbewegungen genau eingeprägt und sie in der Phantasie geübt, hat er Talent und Muth, so wird er auch bald selbst schwimmen lernen, zuerst mit Hilfe von Schwimmblasen und Schwimmgürteln, dann auch allein, bis er sich endlich selbst zum Freischwimmer erklärt.

Die Unglücklichen aber, welche keine Begabung für's Schwimmen haben und sich die Schwimmblasen und Schwimmgürtel dann auch oft genug verkehrt oder an unrichtigen Körperstellen anbinden, haben schreckliche Zeiten durchzumachen, packen in ihrer Verlegenheit bald Diesen, bald Jenen im Wasser an, haben nicht nur die Angst zu ertrinken, sondern auch die Angst sich lächerlich zu machen, und Mancher von ihnen geht bei diesen Versuchen zu Grunde, reisst vielleicht gar Diesen oder Jenen mit sich in die Tiefe hinab. Andere setzen es endlich mit unermüdlicher Ausdauer doch durch und schwimmen eben so leidlich mit dem Strome mit. In der Einleitung meines für junge Studenten geschriebenen Buches: „Vorlesungen über allgemeine chirurgische Pathologie und Therapie", welches nun schon zwanzig Jahre lang in dreizehn deutschen Verjüngungen und vierzehn Auflagen in fremden Sprachen mit gleich kräftigem Athem durch die Welt läuft, lasse ich immer wieder und wieder drucken: „Es ist ein grosser Vortheil kleinerer Universitäten, dass der Lehrer dort jeden Schüler genau kennen lernt und weiss, was er der Geschicklichkeit des Einzelnen überlassen kann. An grösseren Kliniken ist dies den Umständen nach leider nicht ausführbar. Fliehen Sie daher im Beginne ihrer klinischen Studien die grossen Universitäten! Suchen Sie dieselben erst in der letzten Zeit Ihrer Lehrjahre auf und kehren Sie später, wenn Sie bereits in der Praxis beschäftigt waren, von Zeit zu Zeit auf einige Wochen an dieselben zurück!" Man hört mich nicht, oder will nicht nach meinem Rathe handeln, der gewiss gut gemeint ist und auf reicher Erfahrung

basirt. Die leidige Gewohnheit, die leichten österreichischen
Rigorosen, die sich für fleissige Collegienbesucher von selbst
ergeben müssten, noch vor abgelaufenem Quinquennium zu
beginnen und manches Andere lässt die Studirenden immer
an einer Universität kleben. Es hat den Anschein, als
fürchteten sie sich, noch etwas Physik, Chemie, Anatomie
und Physiologie im Kopfe zu haben, wenn sie das Studium
der praktischen Fächer beginnen; man könnte fast meinen,
sie trauten dem Fassungsraume ihres Gehirnes zu wenig zu.

Es ist eine völlig irrige Anschauung, dass die Examina
jetzt schwerer sind wie früher, dass mehr verlangt wird. Es
wird nur Anderes und praktisch Brauchbareres verlangt als
früher, aber nicht mehr. Welche Menge von anatomischen
Spitzfindigkeiten, welchen Unsinn von Naturphilosophie, welche
Menge von Zahlen und historischen Daten, unzähligen Namen
von Erfindern unbrauchbarer Instrumente und nie praktisch
geprüfter Operationsmethoden, welchen Wust von allge-
meiner Pathologie mit zwanzigerlei Fieber- und Pulssorten,
welchen Brei von Recepten mussten wir für's Examen im
Kopfe haben! Alles Dinge, nach denen man heute nicht
frägt. Wir mussten schriftliche Arbeiten in lateinischer
Sprache in der Clausur machen, acht Tage hindurch den
examinirenden Professor bei der Visite in der Klinik im Frack
und weisser Halsbinde begleiten und jeden Moment einer
Frage gewärtig sein. Und wenn wir das Alles glücklich
überstanden hatten, so kam das gefürchtete Schlussexamen,
wo wieder aus allen Fächern noch einmal schrecklich viel
gefragt wurde, und wer da durchfiel, konnte erst im folgenden Winter das Schlussexamen wiederholen, denn diese
Examina wurden nur im Winter abgehalten.

Mir scheint, es wird den jungen Leuten jetzt gar zu
leicht gemacht; sie haben zu viel freie Zeit und werden un-

ersättlich im Nichtsthun; sie bilden sich ein, dass sie nur zu ihrem eigenen Vergnügen auf der Welt sind, bedenken nicht die Sorgen ihrer hartarbeitenden Eltern, bedenken nicht, dass der Staat und die Gesellschaft für den Schutz ihrer Person und für die Institutionen, welche er für sie schafft, eine Gegenleistung verlangen muss; sie wollen schon freie Individuen spielen und sind doch noch kaum abgelöste Theile von ihren Eltern, Verwandten, Wohlthätern; wollten diese sie nicht mehr kleiden, erwärmen und sättigen, sie müssten verhungern und erfrieren, wie hilflose Kinder. Ich schiebe keineswegs die Schuld allein auf die jungen Leute; die Hauptschuld tragen die Eltern, welche sich förmlich in ihre Kinder verlieben, wenn diese nur ihre Schuldigkeit thun; das ist das grösste Unglück für viele studirende oder gar klavierspielende Kinder ungebildeter armer Eltern, dass sie durch die Anbetung ihrer Erzeuger in den weitaus meisten Fällen unglückliche, unzufriedene Menschen werden. Es ist ein unglücklicher Irrthum unserer Zeit, dass viele Eltern dem Staate allein die Erziehung ihrer Kinder aufbürden, sich zu wenig selbst mit ihren Kindern beschäftigen und kein höheres Glück für sie zu erstreben wissen, als ihnen möglichst viel Capital zu hinterlassen. In Oesterreich entspringen die Aerzte leider zu selten aus Familien, in welchen seit Jahrhunderten ein gesicherter Besitzstand, ungetrübte Familienverhältnisse und ein guter, wohlwollender, idealer Bürgersinn Tradition sind. Aus einem „guten Hause" sein ist für einen Arzt weit mehr werth als ein Maturitätszeugniss mit lauter ausgezeichneten Calcülen und eine Promotion sub auspiciis Imperatoris.

Hat man das Uebel nun erkannt, so wird man auch die Mittel finden, es zu beseitigen. Alle die „problematischen Naturen", welche durch unsere jetzigen Verhältnisse producirt werden, sind, wie gesagt, meist unglückliche, unzufriedene.

Menschen; das mögen sie mit sich abmachen; aber ihr krankhafter Zustand ist höchst ansteckend; sie sind die constanten Verbreiter von Unzufriedenheit, und dem muss man von Gesellschaft- oder Staatswegen steuern. Der Staat sollte da keine Opfer scheuen und rasch handeln*). Dass die Ausbildung der Mediciner zu Aerzten auf der Universität, wenn sie nicht durch praktischen Dienst in einem Krankenhause compensirt wird, eine unvollkommene ist, hat man längst erkannt. In manchen Staaten hat früher das Gesetz bestanden, dass kein promovirter Arzt eher wirklich Praxis ausüben durfte, bevor er nicht ein Jahr in einem Krankenhause praktisch thätig war. In anderen Staaten mussten die jungen Aerzte erst ein

---

*) Nur auf dem Lande herrschen noch einigermassen naturgemässe Standesunterschiede. Das Verwischen derselben in den grösseren Städten und die Theilung der Stände in horizontaler statt in verticaler Richtung ist ein Unglück unserer Zeit. Wenn ein Handwerker, ein Fabrikant, ein Gelehrter durch seine Leistungen oder durch die materiellen Resultate seiner Arbeit sich hervorgethan hat, will er meist auch heraus aus seinem Stande. Der Bürger begnügt sich nicht, ein Patrizier, ein self made man geworden zu sein; nein! er will in den Adelsstand hinein; als Erster in seinem Stande strebt er darnach, der Letzte in einem anderen, sogenannten höheren Stande zu sein. Der Verkehr und das stete Voraugenhaben des Gebahrens anderer Stände beunruhigte früher die Menschen nicht; sie blieben stolz im Stande, dem sie angehörten. Jetzt möchte Jeder etwas Anderes, wo möglich mehr scheinen als er ist; das hält ihn in dauernder Unruhe, und erreicht er es nicht, endlich seiner Meinung nach mehr zu werden, als er in seinem Stande ist, so ist er unglücklich. Wir können die Zünfte und Stände des Mittelalters nicht mehr rediviv machen; doch dass damals mehr Zufriedenheit herrschte als jetzt, scheint mir zweifellos. Die Schranken zwischen Adels-, Wehr-, Lehr- und Nährstand waren damals gezogen und meist unüberwindlich. So strebten die meisten auch gar nicht aus ihrem Stande heraus und beneideten die Anderen nicht. Jetzt herrscht ewige Unruhe und Unzufriedenheit. Die im Jahre 1848 gewonnene politische Freiheit hat die Strebungen, sich der Knechtschaft persönlicher Eitelkeit zu unterwerfen, nicht gemindert, sondern gesteigert.

Triennium campestre hinter sich haben, d. h. sie wurden in den ersten drei Jahren nur auf die Landbevölkerung losgelassen und mussten sich an dieser üben, bevor sie sich in einer Stadt niederlassen durften. Ich möchte dem letzten Systeme nicht das Wort reden, weil ich es für Unrecht halte, im Principe der Landbevölkerung schlechtere Aerzte zu geben als der Städtebevölkerung. Doch der Zwang eines halbjährigen Dienstes in einem Krankenhause scheint mir sehr zweckmässig; die Durchführung dieser Massregel kann freilich nur von einer Centralgewalt ausgehen und hat bei uns besondere Schwierigkeiten. Auch wird man dagegen sagen, dass dadurch wieder eine Verlängerung des Studiums, also eine Vertheuerung desselben bewirkt wird, was die Regierungen aus Furcht vor Aerztemangel schon oft abgelehnt haben. Es wird ohnedies die Zeit von der Ablegung der Matura bis zum Eintritte in die Praxis durch die in Aussicht stehenden Veränderungen der militärischen Dienstzeit verlängert werden. Ein Nicht-Militärpflichtiger kann seine ganze Zeit auf die Studien verwenden; dann soll er meinetwegen noch ein ganzes Semester zu den Rigorosen und einer wissenschaftlichen Reise in's Ausland verwenden und nun ein halbes Jahr Dienst in einem Krankenhause leisten. Das sind sechs Jahre ungehinderten Studiums und wäre gerade das rechte. Wer aber militärpflichtig ist, soll künftig ein halbes Jahr mit der Waffe und ein halbes Jahr nach absolvirten Rigorosen als Arzt in der Armee dienen. Dient er das halbe Jahr mit der Waffe während seines Quinquenniums, so verliert er es für sein Studium und muss es nachholen; dann ein halbes Jahr für die Rigorosen und ein halbes Jahr Dienst als freiwilliger Militärarzt und nun noch ein halbes Jahr in einem Krankenhause macht sieben Jahre; das ist freilich hart für Jemand, der doch durch seinen Militärdienst dem Staate mehr leistet als der Nicht-Militärpflichtige. Man könnte da nur etwa so abhelfen, dass man das halbe Dienstjahr als Militärarzt als Krankenhausdienst rechnet; und es liesse sich wohl so einrichten, dass die freiwilligen Aerzte vorwiegend in den Militärspitälern beschäftigt würden, denn sie sind ja durch die Ablegung ihrer Examina und durch ihre Promotion eigentlich schon zur Praxis berechtigt und ärztlich verantwortlich.

Wie gesagt, steht die chronische Furcht der Regierungen vor Mangel an Aerzten solchen Gesetzesveränderungen sehr im Wege. Wir dürfen uns also nicht der Untersuchung entziehen, ob und inwieweit diese Furcht berechtigt ist.

Die dieser kleinen Arbeit beigegebene Curventafel zeigt, dass zeitweise enorme Schwankungen in der Zahl der Medicin Studirenden eintreten: so ein enormer Niedergang vom Jahre 1873 bis 1878 mit einer kurzen Unterbrechung im Jahre 1875. Dies spricht sich ganz besonders bei den Oesterreichern aus, weniger bei den ungarischen Ausländern. Vom Jahre 1880 nimmt die Zahl der Medicin Studirenden constant zu. Die fast regelmässigen Niedergänge im Sommersemester haben darin ihren Grund, dass unser Studienjahr nach alt hergebrachter Sitte im Herbste anfängt und somit in dieser Zeit der Abgang meist durch die Aufgenommenen übertroffen wird, während dies zu Beginn des Sommersemesters nicht der Fall ist. Die Folge davon ist, da wir zu den Quinquennien meist ein Rigorosenjahr hinzurechnen müssen, dass sich diese Curven über die Frequenz in den ärztlichen Niederlassungen erst nach sechs Jahren wiederspiegeln. Die Verminderung der ärztlichen Niederlassungen fiel also in die Jahre 1879 bis 1885; von da wird sie sich wieder steigern und zwar in's Kolossale bis zum Jahre 1892. Wenn also die Zahl der Aspiranten und der Candidaten für Secundararztstellen von 1879 bis

1885 endlich bis auf ein Minimum sank, während doch in der Studien- und Rigorosenordnung nichts verändert war, so muss das in Verhältnissen begründet sein, deren Modification ausserhalb des Gebietes der Staatsregierung liegt. Ausser in den Spitälern mag sich auch ein Mangel an Niederlassungen auf dem Lande geltend gemacht haben. In den Städten hat man das nicht verspürt, denn gerade die ungarischen Ausländer haben sich in dieser Zeit in besonders grosser Zahl in Wien niedergelassen. Es wird nun in den nächsten Jahren wieder eine Ueberschwemmung von Aerzten eintreten und da die Städte voll sind, so werden nun vielleicht auch die Landbevölkerung und die Spitäler von der Ueberzahl an Aerzten profitiren. Hier muss ich nur noch eines Punktes erwähnen, den ich früher unter einem Bilde verhüllt habe nämlich dass diejenigen Aerzte, welche noch eine Spur von Gewissen haben, sich auch schon deshalb nicht auf dem Lande niederlassen, weil sie sich zu schwach fühlen, wirklich selbstständig im Sinne ihres Diplomes als Doctores medicinae universalis zu practiciren. In Wien und anderen grossen Städten können sie das riskiren, denn den armen Kranken schicken sie in's Spital und bei dem vermöglichen Kranken consultiren sie einen Specialisten. Sind sie sonst nicht auf den Kopf gefallen, so schwindeln sie sich so durch; in den meisten Kaffeehäusern liegen medicinische Zeitungen auf, darin stehen die neuesten Vorlesungen der Professoren, es sind die wichtigsten neuen Mittel und ihre Wirkung darin beschrieben; über die Dosis und Receptirerei helfen sie sich mit Hilfe eines Medicinalkalenders; dann nehmen sie von Anderen allerlei Allüren und hochtönende moderne Redensarten an und wenn sie sonst nicht übel gebaut sind und die Frauen für sich zu gewinnen wissen, so blüht ihre Praxis bald und sie lachen die Anderen aus, welche sich nicht nur während ihrer

Studien geplagt haben, sondern sich auch nachher noch mit dem Studium langweiliger Bücher quälen.

Der ärztliche Beruf hat ja eine so enorme sociale und Handwerks-Breitseite, dass dieselbe, einigermassen anständig decorirt, den Laien leicht über die Wichtigkeit des Bugspriets, des schneidigen Kieles, der arbeitenden Maschine und des Steuers täuschen kann. Mundus vult decipi, ergo decipiatur. Wenn diese Art von Aerzten so viel gesunden Menschenverstand und Beobachtungstalent haben, dass sie erkennen, wann etwas Entscheidendes geschehen muss und dann einen Erfahreneren oder ein gutes Buch consultiren, so ist dagegen gar nichts zu sagen; wenn sie gewissenhafte Menschen sind, werden sie nicht schaden. Viel gefährlicher sind die bornirt Gescheidten, die sogenannten logischen Köpfe, welche Alles zu wissen meinen und deren Gehirn wie ein Bücherkasten beschaffen ist, aus welchem sie im gegebenen Falle nur ein falsches Buch aus einem falschen Fach zu nehmen brauchen, um grosses Unheil anzurichten.

Seitdem das Jahr 1848 den Aerzten die absolute Freizügigkeit gebracht hat, da man sie mit Recht in die Kategorie der Kunstgewerbe-Betreibenden rubricirt, so ist es klar, dass sie sich dahin wenden, wo sie das Meiste zu erwerben hoffen dürfen. Die meisten treten mit einem gewissen Selbstvertrauen — nicht immer auf ihre Kenntnisse, wohl aber auf ihre Persönlichkeit — in die Praxis und wollen lieber in grossen Städten mit vielen anderen Collegen concurriren, endlos sich steigernden Gewinn in der Ferne ahnend, als auf dem Lande oder in kleineren Städten weit schneller zu einem sicheren, freilich nicht bis in's Unendliche ausdehnbaren Praxiserträgniss gelangen. Es liegt etwas heroisch kühnes in diesem Spiele, in dieser Kampfeslust um die Illusion eines besseren Daseins, doch gehen Viele dabei moralisch und materiell zu Grunde.

Diese Erfahrungen haben die Regierungen schon seit Jahrhunderten mit den Aerzten gemacht, und jede Nation hat sich in ihrer Art geholfen. In vielen Staaten Deutschlands fasste man die Aerzte als eine Art von Staats- oder Gesellschaftsbeamten auf. Man theilte das Land je nach der Bevölkerungszahl in ärztliche Kreise. In je einem solchen Kreise durfte nur ein Arzt sein; nur in Städten über 10.000 Einwohner herrschte freies Niederlassungsrecht. Ein junger Arzt konnte die Concurrenz in einer Stadt versuchen; das führte ihn sehr langsam oder nie zum Ziele; meist stellte er sich der Regierung zur Verfügung, und musste mit dem Anbringen seiner Weisheit warten, bis eine Stelle in einem ärztlichen Kreise frei wurde. Von da konnte er versetzt werden. Anciennität und Protection spielten dabei, wie in allen ähnlichen Verhältnissen, eine mächtige Rolle.

In Frankreich hat jedes Departement seine Ecole de médecine, welche etwa unseren früheren Chirurgenschulen entsprechen dürfte. Nach einer gewissen Studienzeit machen die Zöglinge ein Examen und werden Officiers de santé, gewinnen aber dadurch nur das Praxisrecht für das betreffende Departement. Da die beschäftigtsten Aerzte des Departements zugleich Lehrer und Prüfer sind, so sorgen sie schon dafür, dass die Concurrenz keine allzu grosse wird. Nur die an den Universitäten (Paris, Montpellier, Nancy, früher Strassbourg) promovirten Doctoren haben freies Niederlassungsrecht im ganzen Lande.

Was in anderen Ländern durch Gesetze gemacht wird, vollzieht sich in viel strengerer Weise in England durch die tyrannische Macht der Sitte. Jedes in Worte gefasste geschriebene Gesetz kann man umgehen; über, unter und zwischen den Worten ist immer eine Linie zu ziehen, die keines der Gesetzesworte berührt. Nur die ungeschriebenen gesellschaftlichen Gesetze des Anstandes, der Sitte (Moral, Ethik), der Ehre sind unumgänglich; ein Verstoss dagegen wird nie verziehen; die Gesellschaft begnadigt nie, wenn sie auch Manches geschehen lässt, ohne öffentlich davon zu reden; Religion und Staat können ohne Gnade nicht existiren. In England besteht eine so grosse Menge von ärztlichen Kategorien, dass man sich schwer darin orientirt, und doch weiss Jeder, welcher der einen oder der andern Zunft angehört, sehr genau, was ihm ziemt und was nicht; er weiss auch, dass er ein verlorener Mann ist, wenn er gegen die Sitte verstösst. So ist die Competenz des Landarztes, des Stadtarztes, des Doctors etc. nie eine Frage; der Wirkungsbezirk eines Jeden ist haarscharf durch die Sitte begrenzt und damit auch die Vertheilung der Aerzte auf dem Lande und in den Städten vollkommen geregelt.

Im Deutschen Reiche und in Oesterreich bestanden ziemlich gleiche Einrichtungen, nämlich eine ganze Hierarchie von ärztlichen Standesgenossen. Der vollkommenste war: Magister (gleich Doctor promotus) medicinae, chirurgiae, artis ophthalmiatricae, obstetriciae et dentalis. Doch konnte man sich auf jede dieser Kategorien allein beschränken und durfte in dieser Branche prakticiren. Daneben standen gewissermassen als Vermittlung mit dem Laienpublicum die Patroni chirurgiae, in Preussen Wundärzte zweiter Classe genannt (gegenüber den Magistri chirurgiae oder Wundärzten erster Classe). Die Competenz aller dieser Kategorien von Aerzten war eine durch das Gesetz wohl begrenzte, doch in der Praxis schwer durchführbare. In Oesterreich hatten alle Magistri unbedingt freies Niederlassungsrecht im ganzen Lande, nur die Patroni chirurgiae, die nicht „promovirt", sondern wie die Hebammen

und Thierärzte nur „approbirt“ waren, mussten nach dem
Decrete der Hofkanzlei vom 27. Juni 1833, Z. 14.657, sich
bei ihrer Niederlassung „über den Besitz eines chirurgischen
Gewerbes oder über eine fixe Bestellung von Seite der Obrig-
keiten und Gemeinden ausweisen und jedesmal die Bestäti-
gung bei dem betreffenden Kreisamte einholen“. Dies war
eine scheinbar unbedeutende, doch in praxi sehr einschnei-
dende Beschränkung der Freizügigkeit. Die Patroni, welche
rasirten, zur Ader liessen, Blutegel, Schröpfköpfe und Klystiere
setzten, und auch Beinbrüche und Verrenkungen behandeln
durften, mussten dies praktisch bei einem andern Patrone
als Gewerbe gelernt haben und dann auch noch einige Studien
an einer Chirurgenschule gemacht haben. Sie mussten im
Besitze einer „Officin“ sein, und durften nur dann Medicinen
verabfolgen, wenn keine andere ärztliche Hilfe zur Hand war. —
Es ist nun leicht zu übersehen, dass es nur von den Gemeinden und der Kreisbehörde abhing, in welcher die dort
schon practicirenden Aerzte ein gewichtiges Wort mit zu
reden hatten, ob es den betreffenden Petenten gestattet
wurde, eine bereits bestehende „Officin“ zu übernehmen oder
eine neue zu begründen. Solche Officinen oder Badestuben
bestanden von Alters her in gewisser Anzahl an bestimmten
Orten im Lande und im Gebirge.

Es wurde da hauptsächlich geschröpft, die Application
von Blutegeln vollzogen, zur Ader gelassen, zur Erzeugung
einer profuseren Nachblutung meist im warmen Bade. Ausserdem
wurden hauptsächlich Abführmittel, Brechmittel und Klystiere
applicirt. Es mag da oft grässlich genug ausgesehen haben;
doch das Volk kannte es nicht anders und glaubte, wie es
von den Weisesten der Welt Jahrhunderte lang geglaubt
wurde, dass mit dem Blute, dem Erbrechen und dem Ab-
führen die Krankheit aus dem Körper ausgetrieben würde

wie ein Diabolus. Die Function dieser Patroni chirurgiae, an deren Zunft doch immer die „Macula levis" haftete, war also eigentlich eine Art von Exorcismus diaboli morbi. Wir haben jetzt nicht nur sehr gewichtige Zweifel an der segens-reichen Wirkung dieser wundärztlichen Curen, sondern haben Grund genug zur Annahme, dass durch die mangelhafte Reinigung der Lancetten, Aderlass- und Schröpfschnepper, sowie durch die wiederholte Benützung eines blutigen Bade-wassers Syphilis und Lepra oft genug den Gesunden ein-geimpft wurde, und so die oft kolossale Verbreitung dieser Krankheiten im Mittelalter zu erklären ist, abgesehen davon, dass jede grössere Stadt auf die schöne Füllung ihrer „Frauenhäuser" bedacht war, welche den zum Besuche kommenden hohen Gästen gratis als Kurzweil nach üppigen Gastmählern zur Disposition gestellt wurden.

Die Versimpelung in altdeutscher Renaissance scheint es mit sich zu bringen, dass auch diese Zustände wieder herbeigewünscht werden. Ich theile die Schwärmerei für die Schweinerei in den früheren wundärztlichen Officinen und Badestuben nicht, und habe sie nur erwähnt, um zu zeigen, wie schädlich die früheren Patroni chirurgiae für das Menschengeschlecht waren, und wie die Beschränkung ihrer Freizügigkeit durch das Belieben der betreffenden Ge-meinden und Kreisbehörden allerdings eine Art von regel-mässiger Vertheilung dieser Subjecte im Lande herbeiführen musste, die aber mehr schlimme als gute Folgen hatte. Die Beschränkung der Freizügigkeit Gewerbetreibender würde heute auf grosse principielle Schwierigkeiten stossen. Die alten Wundärzte wieder in's Leben zu rufen und ihnen Frei-zügigkeit und unbedingtes Praxisrecht zu gestatten, würde keineswegs eine Vertheilung derselben auf dem Lande zur Folge haben, sondern nur dazu führen, dass sie versuchen würden, den Aerzten in den grösseren Städten Concurrenz zu machen.

Wenn man heute einen Kranken berührt und untersucht, so wäscht man sich vorher die Hände und reinigt die zur Untersuchung nothwendigen Instrumente, wenn sie auch schon vorher desinficirt waren, noch einmal. Ungewaschene Hände und der Schmutz unter den Nägeln sind die Hauptverkehrsmittel von chirurgischen Krankheiten. Man hat sich früher oft lustig gemacht über die eleganten Aerzte alter Zeit, welche sich à quatre épingles kleideten und immer sehr sauber waren. Das war gewiss auch von grossem praktischem Nutzen. Leider sehe ich in meinem Auditorium nicht allzu viele soignirte Hände, deren Reinheit später oft über Leben und Tod der Patienten, zumal der Operirten entscheiden werden.

Es ist klar, dass bei der wissenschaftlich völlig berechtigten Concentrirung der ärztlichen Kunst in der Function eines Doctor medicinae universalis und dem absoluten Freizügigkeitsrechte desselben die Vertheilung sich nach der respectiven Wohlhabenheit der betreffenden Landbezirke richten wird. Der Arzt betreibt ein Kunstgewerbe. Sowie man einen Tischler nicht zwingen wird, sich an einem Orte niederzulassen, an welchem er nicht genug Verdienst zum Leben findet, so wird man auch den Arzt nicht zwingen können, sich da niederzulassen, wo die Bevölkerung so arm und so gesund ist, dass der Arzt dort nicht leben kann. Ich habe den Vergleich mit dem Tischler absichtlich gewählt, weil er als Holzschneider möglicherweise ein Künstler, ein genialer Sculptor sein kann.

Im Mittelalter haben die Benedictiner Mönche, welche sich durch eifriges Studium nicht nur die geistlichen sondern auch die ärztlichen Weihen zu erringen wussten, dem Volke unendlich viel Gutes gethan. Sie hatten ihre Klöster oft in den unwirthlichsten Gebirgsgegenden, in der Schweiz z. B. in Engelberg, auf den hohen Gebirgspässen, und waren aufopfernd in der ärztlichen, zumal auch chirurgischen Behandlung der Gebirgsbewohner, bis ihnen vom Papste verboten wurde, blutige Operationen auszuführen. Sie waren für das Volk im höchsten Sinne „Benedicti".

Wir müssen uns nun freilich anders zu helfen suchen. — Dass der Staat für die Landbevölkerung mindere Aerzte ausbilden soll als für die Städter, das widerspricht denn doch zu sehr unserem Gefühle von der Gleichheit der Menschen vor Gott, vor dem Gesetze und vor dem Arzte. Es bliebe also wohl nur übrig, dass man entweder die Freizügigkeit aufhöbe, und der Staat die Vertheilung der Aerzte, gleich jener der Gerichte, in die Hand nehmen müsste, oder dass er oder die Gemeinden den Aerzten, welche sich bei ihnen ansiedelten, gewisse Beneficien ertheilten — also das System der Prämien. Für dieses habe ich mich früher*) ausgesprochen und halte es auch jetzt noch für das beste. Man halte den Arzt dem Pfarrer und dem Richter gleich. Man gebe ihm da, wo er nicht durch seine eigene Arbeit existiren kann, ein Haus, Holz, gewisse Quantitäten von Naturproducten, wofür er die von der Gemeinde als Arme bezeichneten umsonst zu behandeln hat. Wenn sich mehrere Gemeinden zu solchem löblichen Thun vereinigen müssen, wie sich ja auch zuweilen mehrere Gemeinden zum Bau und zur Unterhaltung eines Schulhauses zusammenthun, so wird man gewiss gute Aerzte finden, welche sich unter solchen Bedingungen auch an einem im Winter unwirthlichen Gebirgsorte ein Heim begründen. Dass gerade jetzt so wenig Aerzte Neigung verspüren auf's

---

*) L. und L. pag. 247.

Land zu gehen, liegt auch daran, dass die Söhne vermöglicherer Bauern viel zu klug sind, um Medicin zu studiren, sondern dass sich die Aerzte vorwiegend aus den ärmeren Schichten der Städtebevölkerungen recrutiren. Es ist ihnen der Verkehr mit dem Landvolke ungewohnt; sie finden sich schwer in den Umgangston und den Modus vivendi mit natürlichen Menschen und haben meist nur den raschen materiellen Gewinn im Auge. Wer aber vom Lande stammt und ganz von dem Reize des Verkehres mit Leuten vom Lande imprägnirt ist, wird sich immer wieder dorthin zurücksehnen.

Da wir nun aber zu sehr von der Beschränktheit der Mittel unseres Staates und unserer Gemeinden überzeugt sind, so will ich gerne zugestehen, dass der Realisirung unserer Propositionen bedeutende, doch nicht unüberwindliche Hindernisse im Wege stehen. Man lässt nicht mehr jedes Jahr einmal zur Ader, man schröpft nicht mehr, am wenigsten im Bade, man verordnet nicht mehr Abführmittel und Brechmittel, „um den Leib auszuputzen". Man hat den Aerzten die Selbstdispensirung von Arzneimitteln verboten, und die Menschen, die es nöthig haben, geben sich selbst Klystiere mit der Klysopompe. Was hätte nun eigentlich ein Patronus chirurgiae alten Styles jetzt noch zu thun? Rasiren und hie und da einen Knochenbruch, eine Verrenkung, eine Verletzung zu behandeln. Für die Geburten sind die Hebammen da; Zange und Kephalotrib darf man den Badern nicht in die Hände geben; Kaiserschnitte dürfen sie auch nicht machen. Im Deutschen Reiche sucht man eine neue Lösung. Jeder Pfarrer, jeder Lehrer soll im Nothfalle helfen können. Der Samariter-Verein trachtet unter der begeisterten Führung von Friedrich Esmarch in Kiel das System der ersten Hilfe gleich unserer Rettungsgesellschaft unter der Führung unseres Bayard, Hans Grafen Wilczek, und unseres unermüd-

lichen J a r o m i r M u n d y, zu popularisiren. Die Kaiserin von
Russland sagte mir vor einigen Jahren bei einer Audienz in
Gatschina, sie wolle mein Buch über Krankenpflege und erste
Hilfe in's Russische übersetzen lassen und in Tausenden von
Exemplaren an alle Pfarrer des Landes versenden lassen. Das
ist ein neuer, moderner Weg, die Patroni chirurgiae zu ersetzen; die Erfahrung wird lehren, ob er genügt. Die Entwickelung der Pflegerinnenschulen kommt hinzu. Sind ausgebildete weltliche Pflegerinnen und Samariter vielfach im
Volke vertheilt, wie in vielen Ländern des Deutschen Reiches,
dann braucht man vielleicht auch keine Barbier-Chirurgen
mehr. Alle diese modernen Humanitätsapostel-Gesellschaften
mit Einschluss der vielen Ambulatorien in den grösseren
Städten machen den Aerzten fast dieselbe Concurrenz, als
wenn unzählige Patroni chirurgiae sich unter ihnen niedergelassen hätten. Ich finde es daher sehr begreiflich, wenn die
ärztliche Zunft aus materiellen Gründen dagegen arbeitet.

In Preussen hat man schon seit einiger Zeit die Nothwendigkeit empfunden, eine vermittelnde Person zwischen
Arzt und Publicum zu haben, und man hat die alten
Wundärzte mutatis mutandis als „Heilgehilfen" in Preussen
wieder neu belebt. Ich möchte diese Institution warm
empfehlen. Als 1870 Alle, die irgend etwas konnten oder
wussten, in high spirits dem Kriegsschauplatze zuflogen, habe
ich mit einigen dieser Heilgehilfen in Weissenburg zusammen
gearbeitet und denke noch immer gerne an diese eifrigen
Menschen, welche mir unbedingt gehorchten, und gleich den
vortrefflichen Greifswalder Studenten und den unvergleich-
lichen französischen geistlichen Schwestern in Weissenburg
meine schwere Arbeit bei den Verwundeten der Schlachten
von Weissenburg und Wörth zu einer der erspriesslichsten
meines Lebens machten. Da bei dem ausgedehnten humani-

tären Wirken der geistlichen Orden bei uns in Oesterreich die Entwickelung von weltlichen Samariter-Vereinen und weltlichen Pflegerinnen-Schulen sehr schwierig ist, weil erstere einen grossen Theil der Männer und Frauen absorbiren, welche den Beruf in sich fühlen, nur den höchsten idealen Zielen nachzustreben, — so sollte man doch ernstlich in Erwägung ziehen, ob es nicht zweckmässig wäre, das preussische System der „Heilgehilfen" in's Leben zu rufen, dieselben würden dann die früheren Patroni chirurgiae auf dem flachen Lande und im Gebirge nach und nach ersetzen können, wobei man ihnen ihre Competenz auf die erste Hilfe einschränken müsste, so dass sie die Thätigkeit der Aerzte nicht hindern, sondern unterstützen würden.

Man mag nun die ärztliche Wissenschaft und Kunst in ihren Erfolgen noch so gering schätzen, immerhin wird man zugeben müssen, dass die Menschen ihrer ebensowenig entbehren können wie der Religion. Der Leidende will Hilfe oder wenigstens Trost haben. Ich gebe zu, dass die „conventionelle Lüge" zuweilen ihre höchsten Steigerungen in den Berathungen mit dem Arzte erfährt. Doch da ist diese Lüge nicht nur ein Trost, sondern zuweilen eine Art von Heilverfahren, ein traitement moral. Ich habe früher oft darüber gespöttelt, wenn Oppolzer in den verzweifeltsten Fällen dem Patienten gratulirte, wie gut er aussehe, und dann im Uebergange zum nächsten Bette sagte: „Miserrimus! mox morietur!" Doch nachdem ich so viele, viele Leiden sehe und über die Hälfte der bei mir Hilfe Suchenden un-heilbar sind, verstehe ich nur zu wohl, dass man nicht nur die medicinischen Wissenschaften in ihrer oft entsetzlichen Nacktheit, sondern auch die Methodik der ärztlichen Kunst und der ärztlichen Humanität lehren soll. „Nur ein guter Mensch kann ein guter Arzt sein." Dieser Satz aus Nothnagel's Antrittsvorlesung hat mir immer besonders gefallen. Er ist ein schöner Leitstern für die Jugend!

Dem Staate und den Schülern und den Collegen gegenüber ist man aber reine Wahrheit und Klarheit schuldig. Ich habe sie nach bestem Wissen und Gewissen in diesen Aphorismen ausgesprochen, und wer mir bis hier gefolgt ist, wird fühlen, dass mich nichts Anderes zur Veröffentlichung dieses Epiloges zu meinem Buche über Lehren und Lernen der medicinischen Wissenschaften veranlasst hat, als das wärmste Interesse für meine Schüler und für die Leidenden, welche den künftigen Aerzten dereinst ihr Schicksal anvertrauen werden.

Ich werde es daher ruhig über mich ergehen lassen, wenn man mir Inconsequenz und Schwankungen in meinen Ansichten vorwerfen sollte, denn das Beharren auf Anschauungen, die man als irrig erkannt hat, zeugt wohl mehr von Eigensinn als von Charakter.

Ich werde zufrieden sein mit dem, was Goethe seinem Faust zurufen lässt:

> „Wer immer strebend sich bemüht,
> Den können wir erlösen."

Frequenz der Medicin Studirenden
an der kaiserlichen Universität Wien
vom Wintersemester 1865/66 bis Sommersemester 1885.

		Oester-reicher	Ausländer			Oesterreicher und Ausländer zusammen
			ungarische	nicht ungarische	Zusammen	
1866	W. 65/66	590	401	114	515	1105
	S. 66	568	420	76	496	1064
1867	W. 66/67	635	485	66	551	1186
	S. 67	701	428	58	486	1187
1868	W. 67/68	742	502	78	580	1322
	S. 68	678	462	65	527	1205
1869	W. 68/69	796	559	104	663	1459
	S. 69	642	627	68	695	1337
1870	W. 69/70	808	603	87	690	1498
	S. 70	777	530	117	647	1424
1871	W. 70/71	892	602	159	761	1653
	S. 71	803	568	89	657	1460
1872	W. 71/72	731	602	131	733	1464
	S. 72	699	602	91	693	1392
1873	W. 72/73	613	559	103	662	1275
	S. 73	800	280	72	352	1152
1874	W. 73/74	438	474	97	571	1009
	S. 74	481	477	78	555	1036
1875	W. 74/75	565	490	236	626	1291
	S. 75	571	455	180	635	1206
1876	W. 75/76	404	406	96	502	906
	S. 76	457	401	116	517	974
1877	W. 76/77	372	418	76	494	866
	S. 77	333	416	76	492	825
1878	W. 77/78	322	403	68	471	793
	S. 78	296	373	40	413	709
1879	W. 78/79	365	416	83	499	864
	S. 79	326	380	72	452	778
1880	W. 79/80	236	460	127	587	823
	S. 80	404	430	157	587	991
1881	W. 80/81	616	555	166	721	1337
	S. 81	495	477	187	664	1159
1882	W. 81/82	715	578	119	697	1412
	S. 82	636	516	108	624	1260
1883	W. 82/83	901	709	140	849	1750
	S. 83	707	667	95	762	1466
1884	W. 83/84	983	791	139	930	1913
	S. 84	1020	735	137	872	1892
1885	W. 84/85	1232	941	182	1123	2355
	S. 85	1279	815	154	969	2248
		25626	21013	4407	25420	51046
Durchschnitt im Semester		645	525	110	635	1276
1886	W. 85/86	1633	881	162	1043	2673
	S. 86	1330	785	174	959	2289

Inhalt.

IV.

V.

Frequenz-Bewegung der Studirenden an der Wiener medizinischen Facultät
von 1866–1886.

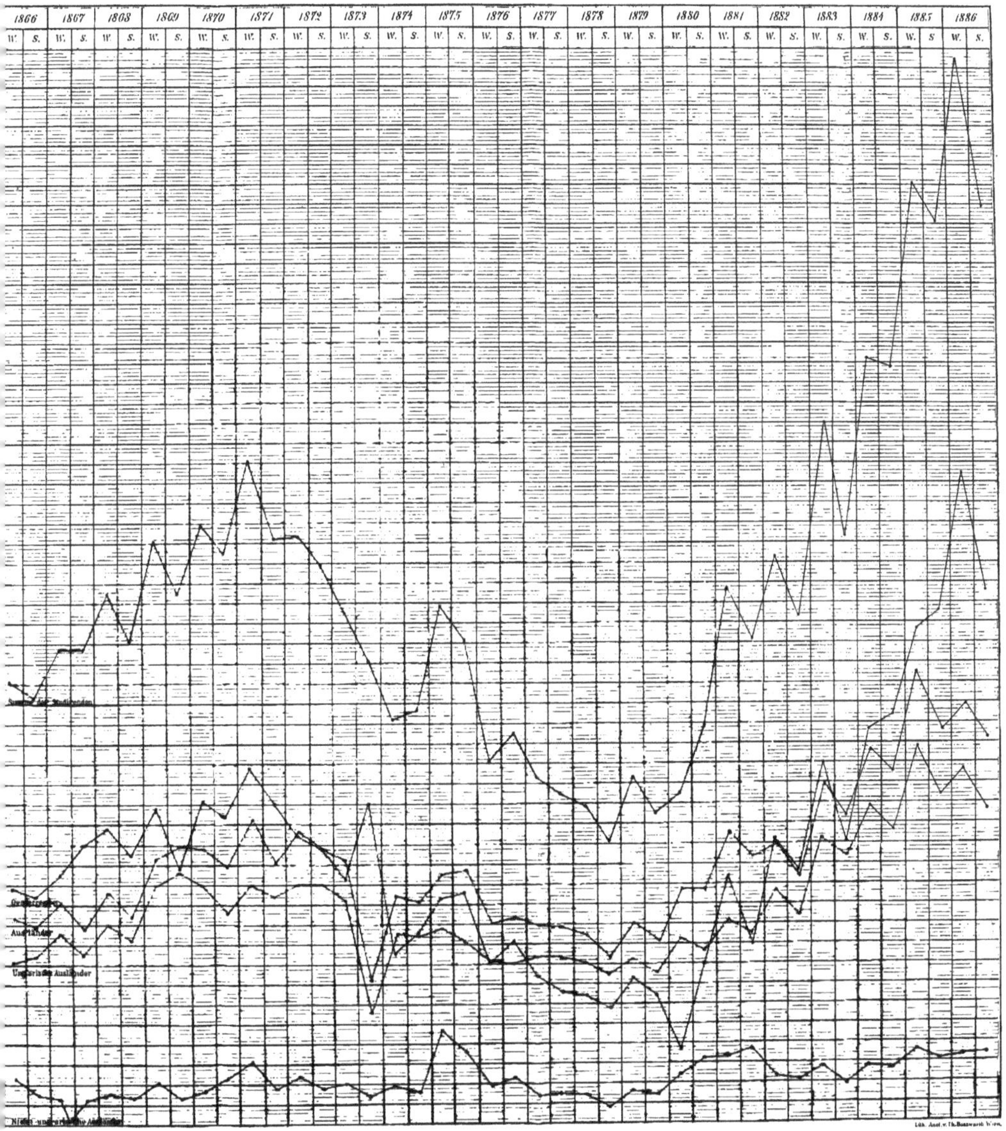